Yoga Del Gong

Yoga Del Gong

Curación e Iluminación a través del Sonido

Mehtab Benton

Bookshelf Press

Yoga del Gong: Curación e Iluminación a través del Sonido

Copyright © 2013, 2020 por Michael Benton

Todos los derechos reservados. Ninguna parte de este libro puede ser utilizada o reproducida por ningún medio, gráfico, electrónico o mecánico, incluida la fotocopia, grabación, grabación en cinta o cualquier sistema de almacenamiento de información sin el permiso por escrito del editor, excepto en el caso de citas breves incorporadas en artículos de críticas y reseñas.

Los derechos de publicación en el extranjero están disponibles a través del editor.

Los libros de Bookshelf Press pueden solicitarse a través de librerías o contactando a:

Bookshelf Press
PO Box 50028
Austin, TX 78763 www.bookshelfpress.com
orders@bookshelfpress.com

No debe realizar ningún ejercicio o régimen terapéutico recomendado en este libro antes de consultar a su médico personal. Ni el autor ni el editor serán responsables por cualquier pérdida o daño que supuestamente surja como consecuencia de su uso o aplicación de cualquier información o sugerencia contenida en este libro.

El autor agradece la revisión del capítulo "Kundalini Yoga y el Gong" por el Instituto de Investigación Kundalini (KRI) y el permiso otorgado para incluir las enseñanzas de Yogi Bhajan.

CONTENIDO

Prefacio..i

Reconocimientos.. iv

Los Inicios del Gong Yoga..1

La Historia del Gong...3
   El Sonido del Gong..5
   La Naturaleza del Gong...8
      Cómo se fabrican los Gongs................................ 10
      Origen del Gong.. 12
   La Música y el Gong...14
      El Gong en la Música Oriental............................. 14
      El Gong en la Música Occidental.........................15

El Gong y la Práctica del Yoga................................18
   El Gong y los Koshas...20
   El Gong y los Nadis..22
   El Gong y los Chakras..25
   Yoga Kundalini y el Gong..31
      Mantras de Yoga Kundalini para Tocar el Gong....32
      Kriyas del Yoga Kundalini y Meditaciones...........33
   Utilizando el Gong en Clases de Yoga...................35
      El Gong y la Relajación..35
      El Gong y los Mantras..36
      El Gong y Pranayama...37
      El Gong y las Asanas..38
      El Gong y las Kriyas...38
      El Gong y la Meditación.......................................39
      Sugerencias para Usar el Gong en las Prácticas de Yoga.....40
   Enseñando y practicando el Gong Yoga................43

Enseñando y tocando el Gong..43
Enseñanza y práctica sin un Gong..44

Utilización del Gong en la Sanación..46
Aplicaciones Terapéuticas: El Cuerpo..46
Aplicaciones Terapéuticas: La Mente...48
Aplicaciones Terapéuticas: El Espíritu.......................................49
Terapia Gong Yoga...51
Las Bases de la Terapia Empleando Gong Yoga....................51
La Estructura de una Sesión de Terapia Gong Yoga...........52
Revisión y Evaluación...52
Fijando los Propósitos y Expectativas.................................53
Abriendo el Espacio Sagrado..54
Creando un Mapa para el Viaje..54
Moviéndose Hacia la Respiración..55
Trabajando con la Respiración y el Sonido........................56
Relajación y Meditación..57
Yoga Nidra..58
El Sonido del Gong...60
Reconfigurar su Mapa e Integración...................................60

Cómo Tocar el Gong: Técnicas Básicas.....................................62
Los Primeros Pasos..63
Aproximación al Gong..63
Posición para Tocar el Gong..64
Sujetando el Mazo..65
Preparando el Gong...65
Tocando el Gong..66
Sesión de Práctica #1: El Toque del Mazo.........................69
Práctica: El Toque Ascendente..69
Práctica: El Toque Descendente..69
Práctica: Alternando los Toques..70
Práctica: Deteniendo el Gong..70
Práctica: Tocando en la Aproximación...............................70
Práctica: Tocando en la Partida...70
Práctica: Estabilización del Gong..71
Las Áreas para Tocar el Gong..72
Sesión de Práctica #2: Explorando las áreas del Gong........75

      Práctica: Explorando el centro, área media y el Borde 75
      Práctica: Encontrando el Punto Dulce..................................76
      Puntos de Percusión..76
   Sesión de Práctica #3: Tocando los Puntos de Percusión....81
      Práctica: Puntos de Toque Ascendente............................81
      Práctica: Puntos de Toque Descendente..........................81
      Práctica: Puntos Centrales..81
      Designando una Secuencia de Toques..............................81
Creando una Secuencia de Sonido..83
   Sesión de Práctica #4: Tocando Secuencias........................83
      Práctica: Tocando alrededor de la Superficie del Gong..83
      Práctica: Tocando los Puntos Diagonales.........................86
      Práctica: Enlazando Secuencias...87
Intensidad y Volumen...87
   Sesión de Práctica #5: Controlando el Volumen................88
      Práctica: Controlando el Volumen a través del Impacto...88
      Práctica: Controlando el Volumen a través de la Repetición...89
      Práctica: El Impacto del "Rayo"...90
Clasificación de Ritmos..92
   Sesión de Práctica #6: Trabajando con los Ritmos.............93
      Práctica: Estableciendo el Ritmo..93
      Práctica: Variaciones en el Ritmo con Secuencias.........94
Continuando con su Práctica...96
Cómo Tocar El Gong: Técnicas Avanzadas................................97
   Toques Combinados: Ligazones y Deslizamientos.....................97
   Sesión de Práctica #7: Golpes Combinados.........................99
Pulsando el Gong y Retorno al Sonido....................................103
   Resonancia o Retornando el Sonido....................................103
   Sesión de Práctica #8: Creando Sonidos Pulsantes y Resonantes..104
Sonidos con el Gong Construyendo Secuencias en Sesiones 105
   Comenzando una Sesión..105
   Creando y Construyendo Secuencias....................................106
   Finalizando una Sesión...106

    Sesión de Práctica #9: Ejecutando una Sesión de Secuencias...108
    La Secuencia del Ciclo de Construir y Liberar......................110
    Sesión de Práctica #10: Ciclos de Construir y Liberar.........111
  Tocando con Varios Mazos y Gongs..111
    Técnicas de Ejecución con Ambas Manos: Ejecutando Flams y Redobles..112
    Sesión de Práctica #11: Tocando con Dos Mazos................114
    Tocando Varios Gongs y el Concierto de Gong...................114
  Tocar de Manera Intuitiva.. 117
    El Sonido que No Se Toca: Anahata Nada.......................... 117
    Sesión de Práctica #12: Tocando a Partir de la Intuición...120

Selección y Cuidado del Gong.. **122**
  Tamaño del Gong...123
  Tipos de Gong... 124
  Mazos..125
  Soportes de Gongs..126
  Limpiar el Gong... 128
  El Transporte y Manipulación del Gong..................................129

Acerca del Autor..**132**

Glosario..**135**

LISTA DE ILUSTRACIONES

El Gong y la Práctica del Yoga..18
    LAS NADIS MAYORES..24
    CHAKRAS Y FRECUENCIAS DE SONIDO..26
    CHARAS Y LAS AREAS DONDE SE TOCA EL GONG..30

Cómo Tocar el Gong: Técnicas Básicas..62
    COMO IMPACTAR EL GONG..68
    LAS AREAS PARA TOCAR EL GONG..74
    PUNTOS DE PERCUSIÓN EN EL GONG..78
    PUNTOS DE PERCUSIÓN Y DIRECCIÓN DEL GOLPE DEL MAZO..80
    SECUENCIA DE EJECUCIÓN DEL GONG..85

Cómo Tocar El Gong: Técnicas Avanzadas..97
    GOLPES COMBINADOS: LA LIGAZÓN..100
    GOLPES COMBINADOS: EL DESLIZAMIENTO..102
    GOLPES COMBINADOS: EL "FLAM" O TRUCO..113

PREFACIO

Houston, Texas 1973

Es el fin de mi primera clase de Yoga. Estoy tendido en el piso de una antigua casa comunal hippie recientemente transformada en un centro de Kundalini Yoga. Mi profesor de Yoga se parece mucho a mis amigos con los cuales consumía ácido, con barba, pelo largo, ojos destellantes, excepto que está vestido todo de blanco, con un turbante y moviendo un mazo de Gong sobre su cabeza.

"Relájense", dice mientras se sienta al lado de su Gong, "Y dejen que el sonido del Gong los lleve a donde ustedes necesiten ir." Cerré mis ojos. Y entonces Dios empezó a gritar en mis oídos con el primer toque del mazo en el Gong. Un coro de ángeles orgásmicos cabalgaban en un carro de bomberos hacia la iluminación, cantando un gemido de éxtasis conmovedor mientras ondas tras ondas de sonido me sacaban de mi cuerpo y me pegaban al techo, alterando mi consciencia más rápido de lo que puedas decir "dietilamida de ácido lisérgico". Había sido tocado por el Gong.

Todas esas respiraciones, todos esos movimientos y posturas de yoga fueron una preparación para esa experiencia de unión a través del sonido, el Yoga del Gong. El viaje de toda mi vida con el yoga ahora comenzaba nuevamente y mi compañero de viaje siempre sería el Dios del Sonido, disfrazado como un disco metálico de bronce.

El Gong permaneció como un misterio para mí mientras me sumergía en sus enseñanzas y prácticas de yoga. Pasé por varios programas de entrenamiento para profesor en los años venideros en varias disciplinas y tradiciones, siempre regresando al amor de toda mi vida por el Kundalini yoga y el sonido del gong que me acompañaba en muchas clases.

Enseñé yoga a miles de estudiantes y eventualmente comencé a entrenar cientos de profesores de yoga mientras abríamos varios centros de yoga en Austin, Texas. Había tantas fuentes para sacar información, textos sagrados, enseñanzas y entrenamientos con yogis expertos, y la presencia del maestro en mi vida, Yogi Bhajan. Compartí todas estas enseñanzas con mis estudiantes de yoga y profesores al máximo de mis habilidades.

Sin embargo, siempre sentí la falta de una buena base de información y entrenamiento sobre el gong mismo. Originalmente, compré un gong tan pronto mi esposa y yo comenzáramos a enseñar yoga en nuestra casa y comencé a tocarlo fuerte y muchas veces mal mientras practicaba conmigo mismo y los estudiantes.

Para darle un crédito al gong por si mismo, aunque mal ejecutado tenía una influencia y una promesa de lo que podría ser para los estudiantes que pedían más y más de su sonido. El yoga y el gong son grandes maestros y lentamente mejoré en mi mismo mientras descubría las cosas.

Entonces un día la buena fortuna me llevó a la presencia de un antiguo estudiante de Yogi Bhajan y expero profesor de Kundalini Yoga, Gurucharan Singh Khalsa. Él me demostró algunas técnicas de ejecución y luego me pasó los apuntes para tocar el gong que fueron extraídos de una videoconferencia y demostración del gong por Yogi Bhajan.

Trabajé con esos apuntes por un número de años y leí todo lo que pude acerca del gong mismo. Encontré muy poca información extra sobre una forma estructurada para que uno pudiera aprender a tocar el gong o como incorporar sus sonidos en una clase de yoga. Al mismo tiempo, mi esposa y yo comenzamos a usar el gong en trabajos terapéuticos con estudiantes de yoga, usándolo en conjunción con las técnicas de Yoga Nidra, una relajación profunda transformacional y una técnica de meditación guiada. También entrené a profesores en nuestro centro de yoga para tocar el gong mientras los estudiantes comenzaban a demandar más el gong en sus clases. Finalmente, profesores de yoga fuera de la tradición de Kundalini Yoga, así como también terapeutas y consejeros en otras áreas, querían aprender más sobre este yoga y las cosas del gong.

De mis experiencias y sus solicitudes, nació este libro. Como muchos libros incipientes en un nuevo campo, sospecho que probará inicialmente ser de gran ayuda mientras el yoga llegue a ser ampliamente conocido y practicado.

Que puedas dar y recibir buen gong.

Sat Nam.

LOS INICIOS DEL GONG YOGA

El cántico y la música forman la base de todas las prácticas religiosas y espirituales. Desde el fundamentalista conservador hasta el pagano hedonista, todos usan el sonido para conectarse con su Dios. Al principio era la Palabra y la Palabra era Dios.

Por lo tanto no es sorprendente que el Yoga, el cimiento de todas las prácticas espirituales y la fuente de todas las religiones, es esencialmente una práctica enraizada en la tecnología del sonido. En verdad, las primeras prácticas del yoga descritas en los textos antiguos no son acerca de posturas, respiración o incluso meditación sino que mantra y sonido.

La relación entre el sonido y la conciencia es la base para todas las prácticas de yoga. Todas las auténticas prácticas de yoga comienzan y terminan con sonido. Es a través del sonido que la transformación de la conciencia tiene lugar, lo cual es el propósito del yoga.

Por lo tanto, independiente del tipo de yoga que practiquemos, todos somos yoguis sónicos, transformándonos mediante las vibraciones y el sonido, por lo que nuestra frecuencia y conciencia se alinean con el actual sonido primal que crea todo espíritu y naturaleza, energía y materia, alma y cuerpo.

Los yoguis experimentaron el sonido actual que funciona como hilo conductor que abarca todo el universo mientras se está en meditación profunda. Similar al flujo de un rio cósmico, denominaron esta experiencia sónica como Nada. Su significado literal "apresurado" Nada era como la corriente que llevaba al yo finito hacia el océano del gran Yo, fusionándose en la unión de la conciencia y finalizando en el Samadhi insonoro.

Si bien todo el yoga se basa esencialmente en el sonido, la práctica del Yoga de Gong explícitamente usa el sonido musical del gong para crear un estado extendido de meditación espontánea y relajamiento terapéutico que facilita el movimiento del prana (energía vital) a través del cuerpo para sanar y despertar la conciencia para su transformación.

El uso del gong en el yoga y la meditación puede vincularse en el tiempo con la India del Norte en donde era usado por los maestros del Kundalini Yoga para despertar las facultades intuitivas y crear un estado trascendente del ser. Mientras el gong continúa siendo íntimamente asociado con el Kundalini Yoga en Occidente, es esencialmente el instrumento del Nada Yoga, el yoga del sonido que subyace en todas las prácticas y tradiciones de todo yoga. El Gong es ciertamente el instrumento del yogui.

La práctica del Yoga del Gong comienza con secuencias de asanas, mudras, bandhas, pranayamas y mantras para abrir el flujo de energía y crear un estado de cuerpo-mente receptivo para una relajación y meditación profundas y guiadas. Mientras se está en la condición relajada y meditativa, el gong es ejecutado para limpiar el subconsciente y despertar al practicante hacia un estado trascendente de percepción. Es una unión perfecta de conciencia y sonido.

Por lo tanto: ¿Cuál es el motivo para emplear el Gong? ¿Por qué no otro instrumento musical? Cuál es la razón que hace al Gong tal especialmente efectivo en la práctica del yoga? ¿Cuál es su historia y que puede ofrecernos como estudiantes y profesores de yoga?

LA HISTORIA DEL GONG

El gong ha estado asociado a toda clase de actividad humana. Desde lo terrenal a lo etéreo. En los monasterios budistas, los gongs llaman la atención de los dioses. En la antigua Grecia, ellos abren el reino de los muertos. En Borneo son golpeados para alejar y disipar las tormentas. En Ceram los gongs son obsequiados como regalos de matrimonio. En Assam son usados como piras funerarias. En las guerras los gongs intimidan a los enemigos y reúnen a las tropas propias. En tiempos de paz, se emplean para celebrar festivales y dar un marco de sonido a las danzas.

Para muchas civilizaciones, los gongs son considerados mágicos. Son empleados para para sanar a los enfermos, dispersar a los espíritus malignos y convocar a los elementos. Incluso se afirma que al tocar el gong se elimina la enfermedad del cuerpo, junto con aportar felicidad y fuerza. Los gongs eran un signo de prosperidad y usados como monedas. Los príncipes y jefes demostraban su riqueza y anunciaban su rango mediante su gong. Los juramentos se hacían cumplir bebiendo del gong. Los habitantes del Sudeste Asiático creían que cada gong tenía un alma y les asignaban nombres de respeto, tales como "Venerable Tigre" o "Señor Terremoto".

El gong ha jugado un rol importante en ceremonias, rituales y viajes interiores para todos los pueblos del mundo. Las muertes, nacimientos, matrimonios e iniciaciones eran todas acompañados por el sonido del gong. Más que un simple instrumento musical, el gong es un agente de transformación. Cuando se ejecuta el gong, el cuerpo, la mente y el espíritu cambian.

Por miles de años, en todas las civilizaciones, todos los que lo escuchaban instintivamente reconocen el poder del gong. Tan poderoso es su sonido, que el gong llegó a ser, para algunos, un objeto de adoración, para otros un portal hacia Dios y para todos una presencia que exige una atención individual.

¿De dónde se origina su poder? ¿Qué lo diferencia de otros instrumentos musicales? Las respuestas yacen en el interior de su sonido.

EL SONIDO DEL GONG

Cuando escuchamos el gong por primera vez, nos desafía a experimentar en una forma sorprendente y casi única. Es único como instrumento, tanto en su forma de interactuar y vincularse con el oyente.

Al ser reproducidos, todos los instrumentos musicales producen una envolvente sonora. La envolvente sonora consiste en un sonido inicial hecho por el instrumento cuando es tocado, tales como tocar una guitarra o tocar la tecla de un piano seguido de la declinación de su sonido a lo largo del tiempo. La mayoría de los sonidos musicales poseen una declinación del sonido que es predecible (denominado su "decaimiento") después de su reproducción inicial o momento de impacto (denominado el "ataque"). El ciclo de ataque y decaimiento de la envolvente sonora de un instrumento determina como el oyente experimenta el sonido.

Por ejemplo, el sonido envolvente de bloques de madera, que es uno de los instrumentos musicales más antiguos, comienza con ataque pronunciado a medida que los bloques son golpeados entre sí, y decae rápidamente a medida que el sonido se disipa produciendo un sonido frágil muy característico. El sonido envolvente de los instrumentos de viento comienza con un ataque suave y decae gradualmente a medida que el aliento del ejecutante se desvanece. Ambos tipos de instrumentos producen un decaimiento del sonido que es lineal y predecible al oído.

Sin embargo, el sonido envolvente de un gong es impredecible, no lineal y ciertamente trans-espacial. Después del golpe inicial con la cabeza del mazo, el sonido del gong aumenta hacia un nivel máximo y comienza a decaer suavemente. Sin embargo, después del primer decaimiento, el sonido del gong retorna por su propia voluntad sin necesidad de un ataque adicional y construye incluso un segundo valor máximo de sonido antes de desvanecerse. El sonido envolvente del gong se parece a la acción retardada de una ola que revienta en la playa y luego retorna a un nivel incluso más alto que la vez anterior. Este movimiento, similar al de una ola con valores máximos y valles del sonido del gong lleva al auditor en un viaje más y más lejos; muy similar a las mareas crecientes del océano siempre volviendo y creciendo una y otra vez.

El sonido de un gong que retorna fue descrito una vez por Yogui Bhajan, el maestro del Kundalini Yoga y el Gong como "resonante". Explicó que el "gong no es el sonido, el gong es el resonido. Antes del resonido, usted no tiene la potencia. Al transitar por la montaña, usted pronuncia una palabra, su eco se desplazará miles de veces por miles de millas. Ese es el poder del sonido resonante o anahad (nota: sonido sin límites o fronteras). El sonido ilimitado vibra y crea luz y vida"

Debido a su sonido que retorna o "resonancia", el gong elabora una síntesis de sobre tonos mezclados que permite al oyente aprender a escuchar de una forma completamente nueva. Como las olas que vuelven a la playa unas sobre otras, para generar tonos nuevos y complejos, el gong se transforma en algo tan complejo, tan impredeciblemente translineal que la mente humana es incapaz de categorizarlo.

Como resultado de la incapacidad de la mente de identificar y predecir el sonido, las personas a menudo escuchan numerosos otros instrumentos dentro del sonido del gong a medida que la mente intenta, creativamente, contrastar y comparar lo que este sonido podría ser. Al estar con los ojos cerrados, algunas personas están convencidas que otros sonidos, instrumentos o amplificadores eléctricos deben estar siendo usados para crear la complejidad y textura del sonido producido por un solo gong. Incluso con los ojos abiertos, las personas escuchan campanas, tambores, arpas, cornos e incluso voces que cantan a medida que el gong está siendo usado.

Esta percepción enteramente personal del sonido del gong se debe a sus matices. Estos matices - que se producen mediante tonos altos que suenan conjuntamente - son conocidos como tonos o matices combinados. Los expertos en acústica consideran a los tonos de combinación como un fenómeno fisiológico más que uno acústico debido a que sus tonos son, en realidad, sintetizados dentro del oído interno de cada auditor causado por la vibración de un implante coclear o pelos extremadamente sensibles. Así entonces el gong produce un sonido interior así como un sonido externo. Es este sonido dual el que lleva a cada auditor a su experiencia propia a ser tal que el sonido del gong se transforma en una individualidad única y exclusiva de cada individuo.

Dane Rudhyar en su libro "La Magia del Tono y el Arte de la Música" se refiere al sonido interior del gong como una resonancia "holística" en la cual los tonos no-armónicos y no-periódicos llevan al oyente al reino no ordinario del espíritu. "Tal vez más profundamente que cualquier otra cosa". Rudhyar escribe, "los gongs son las manifestaciones concretas y físicas de los sonidos de las almas de religiones universales".

El único sonido musical comparable de un gong se produce por campanas de iglesias de gran tamaño, cuyos repiques producen una combinación de tonos similarmente compleja que también sacan al oyente de una realidad habitual u ordinaria. Es interesante que tanto las campanas de las iglesias en Occidente y el gong en el Oriente hayan estado asociados con la habilidad de llamar y recordar a los oyentes acerca de otro plano de experiencias de otro mundo.

Dado que el sonido del gong es tan notablemente individual en los tonos combinables que se producen en el momento de la reproducción, es difícil de capturar su sonido mediante una grabación. Muchas personas describen el sonido grabado de un gong como algo aplanado, y sus efectos más poderosos se experimentan cuando el gong es usado en vivo dentro de la presencia cercana de los oyentes.

LA NATURALEZA DEL GONG

El gong pertenece a la familia de instrumentos musicales conocidos como idiófonos o "autófonos". Los idiófonos emiten un sonido cuando son golpeados, frotados o afectados sin la intervención de otros materiales. La naturaleza del sonido (en este caso el cuerpo del gong) es su fuente de vibración propia, recibiendo la energía acústica y transmitiéndola en la misma acción. Las otras familias de instrumentos musicales tales como los aerófonos, cuernos y vientos de madera, membranófonos (tambores) y cordófonos (instrumentos de cuerdas), son "productores de sonidos acoplados" los que precisan de el apoyo resonante de una estructura (tales como el cuerpo de una guitarra o la columna de una flauta) para obtener las vibraciones que producen la música. El gong, así como los bloques de madera y campanas, son idiófonos antiguos. Los idiófonos modernos incluyen al xilofón, los platillos y las castañuelas.

Los gongs son, por lo general, de forma circular (aunque también en Borneo se encuentran con una forma poligonal y en la India de forma triangular), usualmente constan de una forma de llanta torneada y se fabrican en metal. Tradicionalmente, los gongs son hechos en bronce, aunque otros son fabricados en otros metales y aleaciones, tales como metal de campanas en India, hierro martillado en África, oro en China y plata en Tíbet (el agregado de plata produce un sonido de mayor alcance). Habitualmente, los gongs se componen de un 70 a 80% de cobre y de 30 a 20% de estaño, con el agregado de plomo, níquel, hierro o zinc. Los instrumentos de una calidad inferior generalmente tienen una mayor proporción de estaño (o plomo) a cobre.

La superficie de un gong es, ya sea plana o tiene un domo central prominente o protuberancia en el centro. Los gongs planos tienen un tono indefinido y en Asia Oriental son conocidos como gongs machos. La forma más antigua de un gong era, aparentemente, plano. Los llamados "bossed gongs" (con un centro elevado) tienen un tono definido y son conocidos como gongs femeninos. Los "bossed" gongs con un centro elevado y aquellos con forma de llanta torneada son invariablemente tocados en el centro desde donde emana el tono. Los gongs planos son tocados fuera de su centro. El tono de los gongs con un centro elevado no se diferencia de aquel de un gong plano pero es definido en cuanto a su tono. Los gongs de China son tanto de un centro elevado como plano; aquellos de las islas del Sudeste Asiático y África son de un centro elevado, mientras aquellos de la India son planos. Los gongs fabricados para interpretar Música Occidental son de centro elevado como plano indistintamente.

Los gongs también se diferencian en otras dos categorías; aquellos que son suspendidos verticalmente y aquellos que son colocados horizontalmente. Los gongs individuales son, por lo general, suspendidos verticalmente. A menudo, los gongs horizontales son colocados en grupos de a dos con cuerdas cruzadas o en paralelo dentro de un marco de madera y su mayor uso se da en el Sudeste Asiático.

Los gongs se producen en una amplia variedad de tamaños, desde aquellos que miden menos de seis pulgadas de diámetro y que son transportados a mano hasta aquellos de casi nueve pies de altura. El tamaño promedio de la mayoría de los gongs usados para interpretar Música Occidental fluctúan entre 24 a 40 pulgadas de diámetro. Los gongs son por lo general tocados con un mazo, si bien en Java también se usa el puño del músico.

COMO SE FABRICAN LOS GONGS

El arte de fabricar gongs ha estado siempre oculto en un velo de mitos y misterio. Los primeros fabricantes de gongs a menudo ayunaban, oraban y realizaban otras austeridades antes de iniciar sus destrezas para reclutar los altos poderes. Los fabricantes javaneses de gongs adoptaban identidades secretas y procuraban protegerse de entidades maliciosas. El día que el gong era fabricado, el artesano meditaba y cantaba los mantras dado que el arte de fabricación del instrumento era considerado como una práctica sagrada.

Tradicionalmente, los cuatro centros principales para la fabricación de gongs eran China, Birmania, Annam y Java. Posteriormente, la fabricación de gongs se expandió hacia Occidente a fines de siglo 19 con los italianos, y luego a Suiza y Alemania.

El proceso de fabricación tradicional de los gongs incluyó el calentado, vertido, martillado, suavizado, pulido y encerado. La base metálica de cobre es inicialmente fundida para luego agregarle y combinarle los otros metales. Una vez listo, el metal fundido es vertido en moldes de cera, o arcilla o tortas de metal que luego ser moldeadas mediante un martilleo constante a medida que los metales se enfriaban. Con un gong de gran tamaño, el proceso de calentado y martilleo podría repetirse unas cien veces. Ya con una forma definida, el gong es sumergido en agua fría a fin de mantener la elasticidad del metal a medida que es afinado. Una vez que el gong se haya enfriado completamente, el artesano comienza un proceso de afinado mediante el martillado de las posiciones interior y exterior del instrumento. El sonido es probado y luego martillado nuevamente para refinarlo. Para los gongs de alta calidad, tres procesos de afinado independientes podrían ser necesarios para producir el sonido deseado. A menudo el tono mejora con la edad en un plazo de 20 a 30 años. Finalmente el gong afinado es pulido y adornado.

En Occidente, la fabricación de gongs en el siglo 21 (tales como los que fabrica la empresa europea Paiste) difieren del método tradicional Asiático de vertido del metal fundido en los moldes. En este caso, los gongs son cortados de rollos metálicos templados, los que luego son calentados y moldeados por golpes de martillo individuales. Después de someter al gong a recalentado y martillado, el instrumento descansa por tres a cuatro meses antes de ser afinado y encerado. Cada gong se transforma en una pieza única de arte creativo con su propia personalidad distintiva y, según algunos, sonido.

A un gong terminado se le considera, principalmente, por el tamaño de su circunferencia en pulgadas o centímetros y por la frecuencia o afinado de su sonido. Se le distingue también por la cantidad de ondas de sonido que genera al ser tocado. Usualmente los gongs de alta calidad producen doce o más de estas ondas de sonido retornantes al ser golpeados individualmente.

Origen del Gong

El gong es un instrumento antiguo de origen desconocido. El gong es mencionado por primera vez a comienzos del siglo sexto en China, específicamente en la región de Hsi Yu que su ubica entre Tíbet y Birmania. Sin embargo, el gong no fue originalmente un instrumento Chino. Los Chinos le atribuyen el origen del gong a otra cultura ubicada más hacia el Oeste, la que algunos historiadores piensas que era el noroeste de la India, o el área conocida ahora como Afganistán, en donde era usada probablemente en rituales budistas.

Algunos etno musicólogos especulan que el gong podría haber llegado desde Grecia, para luego expandirse al noroeste de la India con la expedición de Alejandro Magno. Hay referencia de instrumentos similares al gong mencionados en la cultura Griega en una época alrededor del siglo octavo Antes de Cristo. Plutarco escribió acerca de los "tambores" de bronce que las tropas Partas usaban para intimidar a sus enemigos. El instrumento griego conocido como "echeion", usado en representaciones teatrales para producir los truenos de los dioses y para señalar el clímax de un ritual, puede que haya sido una forma temprana del gong. Los Griegos también usaban el "echeion" en rituales de muerte en Eleusis y Esparta, en forma muy parecida a otras culturas han usado el gong en rituales funerarios. Sin embargo, lo más probable el origen del gong antecede incluso a la civilización Egea.

Es posible que el gong haya aparecido incluso en la Edad del Bronce (alrededor del año 3000 o 2000 antes de Cristo) cuando herramientas y armas fueron fabricadas a partir del bronce. Es posible que el primer gong haya sido un escudo de bronce que era golpeado en una guerra para señalar un ataque o retirada. Otra posibilidad es que el primer gong evolucionó a partir de un disco de bronce hecho para representar el sol que era venerado por las primeras culturas agrícolas. En cualquier caso es más seguro asumir que el gong tiene numerosos puntos de origen histórico y regiones dado que hay muchos tipos que se han encontrado en todo el mundo.

En Occidente, los Romanos usaban gongs y discos metálicos (discus) como instrumentos de señales. Un gong ribeteado de la primera o segunda centuria del Imperio Romano fue descubierto en Wiltshire, Inglaterra. En la Biblia, Pablo menciona el "sonoro gong o tintineo del platillo" (1 de Corintios xiii.1) y en la Europa del siglo 15, ya había dibujos medievales que describen a un atormentador burlándose de Cristo con un gong.

La palabra "gong" fue usada por primera vez en la Europa del siglo XVI. La palabra proviene del nombre indonesio para el instrumento de percusión llamado "bonang" o "bonang-bonang" para su plural. Los colonizadores holandeses en Indonesia tradujeron "bonang-bonang" como "gom-gom", la cual fonéticamente se convirtió en "gong gong" y luego fue abreviada a "gong". Es interesante notar aquí, la palabra indonesia que en ocasiones se usaba para describir el gong es "cakram", que se deriva de la palabra sanscrita "chakra", o rueda que es también la designación usada por los yoguis cuando se referían a los centros de energía esotérica del cuerpo sutil.

Aunque los escritores europeos describieron el gong en los años del 1.600, no llegó a ser parte de la música occidental hasta la época de la Revolución Francesa. Sin embargo, el gong ha jugado una parte importante en la música mundial por al menos mil años. Todas las culturas asiáticas usan el gong, y en cada uno de los países del gong, tiene sus características únicas. Por ejemplo, los gongs de la India son por lo general pequeños con una superficie plana y entregan un tono alto. Los gongs birmanos son mucho mas gruesos que sus equivalentes chinos. En Java, los conjuntos de gongs afinados son tocados conjuntamente. En otras partes alrededor del mundo, los gongs son fabricados para una variedad de usos musicales y ceremoniales. En África, gongs colgados o suspendidos de gran tamaño y hechos de hierro son usados en la Iglesia Copta de Etiopia. En América del Sur, gongs descubiertos en tumbas peruanas son levemente convexos-cóncavos y, al ser tocados, emiten un sonido resonante y claro.

La Música y el Gong

El Gong en la Música Oriental

El primer uso del gong en la música formal probablemente ocurrió en China. Tan temprano como en el siglo octavo, el gong aparece en la ópera El Pequeño Pastor. En la ópera de Beijing, un conjunto de gongs, platillos y tambores son usados para escenas de batallas y para entradas militares. Es interesante notar que en la ópera de las provincias de Sichuan y Hunan, los gongs y tambores son los únicos instrumentos musicales que se emplean.

En Japón la música cortesana, los conjuntos gagaku usan un pequeño gong colgante, junto con otros instrumentos de percusión para marcar el tiempo transcurrido. El gong se usa también para entregar música fuera del escenario en las producciones kabuki. En la música festiva japonesa, un músico en el conjunto de cinco integrantes usa un gong pequeño de bronce denominado Kane.

En Corea, se usan gongs pequeños en ceremonias por una chamán femenina mientras que en Las Filipinas las personas usan gongs en sus danzas rurales. En otros países del Sudeste Asiático, los gongs constituyen una parte importante de los conjuntos de percusión. En Birmania y Tailandia existen conjuntos de percusión que usan círculos de gongs con manillas.

El uso más prevalente de gongs en composiciones musicales, tanto en el Oriente como en el Occidente, tiene lugar en las islas Indonesias de Sumatra, Java, Bali y Madura. Las orquestas o conjuntos conocidos como gamelans usan gongs suspendidos verticalmente, así como bastidores horizontales de gongs con campanas, metalófonos, tambores, xilófonos de madera, cítaras y flautas para producir música en ceremonias, reproducciones teatrales, danzas, matrimonios, cremaciones y en casi cualquier otra actividad humana.

El Gong en la Música Occidental

El primer uso del gong en las orquestas occidentales ocurrió a partir de 1791 cuando Gossec incluyó un gong plano en su Música de Funeral para Mirabeau. El gong fue usado después por Cherubini en su Réquiem y por Steibelt en su Romeo y Julieta (1793) para crear un tono sombrío. El gong fue usado frecuentemente por otros compositores occidentales para dar una impresión de tristeza o melancolía, como en el cuarto movimiento de la Sinfonía # 6 de Tschaikovsky y en la Muerte y Transfiguración de Richard Strauss, o para realzar un clímax tal como ocurre en la Obertura Francesca da Rimini de Tschiakowsky.

El gong se usó también por compositores europeos para crear un ambiente dramático, exótico e incluso terrorífico, tales como el gong de sonido misterioso en la obra Boris Godunov de Mussorgsky o el gong de sonido "oriental" en la ópera Madame Butterfly de Puccini y en Domo de Placer de Kubla Khan compuesta por Griffes.

En la mayoría de las veces, el gong en la música occidental se usa solo para acentuar. Sin embargo, el compositor Holst en Los Planetas (Marte), prescribe un trémolo para tocar en el gong a lo largo de 39 compases. Stravinsky usó dos músicos de gong para su Introitus (1965), mientras que Strauss escribió para un trémolo en cuatro gongs para "Die Frau ohne Schatten" (1919) y Puccini incluyó una serie de gongs chinos en su Turandot.

El gong es también una opción para los modernos compositores occidentales quienes se empeñan en lograr sonidos inusuales. Por ejemplo, Stravinsky pedía reproducir un rápido glissando en la superficie del gong con un mazo triangular para su Rito de Primavera ("El Sacrificio"). Penderecki tuvo al gong vibrando con un arco para sus Dimensiones del Tiempo y Silencio (1960), y en Doble Música de John Cage (1941), en donde el gong era golpeado y bajado inmediatamente a una tina de baño para aplanar su tono.

No todos los usos del gong en Occidente se circunscribieron a la música formal. En Europa Oriental durante el siglo XVII, los monasterios macedonios usaron un gong grueso suspendido o colgante para convocar a los monjes a los servicios religiosos. En algunas ordenes católicas se usó el gong para llamar a los fieles. Durante el siglo XIX entre los europeos de clase alta se usó el gong para llamar a los sirvientes o reunir a la familia para comer; así como para anunciar - en las ocasiones formales - la llegada de llegada de los invitados.

El gong tuvo una popularidad renovada en la música sicodélica de los años 60 y 70, a medida que sus sonidos de goteo en la cabeza reverberaban en las mentes de los recién drogados. El conjunto The Moody Blues abren su álbum "Days of future passed" con un sonido de gong creciente y cierran su desempeño con un golpe único que se desvanece en el silencio. Led Zeppelin usa el sonido del gong en su canción "What is and never should be" y su integrante John Bonham golpea un gong de 38" Paiste Symphonic en su canción "Moby Dick". El grupo Aerosmith usó el gong en su canción "Dream On" y el clásico de Queen "Rapsodia Bohemia" culmina con el sonido de un enorme gong manipulado por Roger Taylor. Doane Perry, integrante de Jethro Tull usó un gong de 36" en sus presentaciones. En los conciertos de Pink Floyd en el período 1967-1973, Roger Waters llevó un gong a los escenarios para interpretar "A Saucer Full of Secrets" y "Set Your Controls for the Heart of the Sun" que culminan con el gong estallando en llamas, por si acaso los drogadictos locales aún no habían quedado completamente impresionados.

El descubrimiento y uso del gong por los músicos de la cultura de la droga del siglo veinte fue la primera instancia del gong usado en la música occidental como herramienta de transformación de la conciencia, un recordatorio hacia sus raíces orientales de los siglos pasados en donde también se le ejecutaba para despertar los centros más elevados de la mente meditativa.

Aunque el gong ha sido usado como un instrumento en muchos tipos de música en todo el mundo, su uso más profundo reside en su habilidad singular para transformar sanar y elevar al buscador espiritual y vidente. Hoy el gong ha encontrado una audiencia nueva entre los terapeutas, profesores de yoga y los individuos que buscan auto transformarse y/o transformar a otros por medio del poder de su sonido.

Hay una diferencia notable en usar el gong como un instrumento musical y como un instrumento terapéutico o de yoga en como éste es ejecutado. Como lo descubriremos más adelante, mientras que la capacitación en música formal es necesaria para reproducir el gong tanto en la música Oriental como Occidental, el aprender como tocar el gong para propósitos de sanación y transformación, hace necesario disponer de un conjunto diferente de destrezas.

EL GONG Y LA PRÁCTICA DEL YOGA

La asociación del sonido del gong y la práctica del yoga es mencionada a partir del siglo XIV por el yogui Swatmarama en el Hatha Yoga Pradipika, uno de los trabajos seminales enfocados en la práctica del hatha yoga.

    En el capítulo final del Pradipika hay una discusión acerca de los estados que el yogui pasa por en su viaje hacia la iluminación. Uno de los puntos de referencia es la experiencia de "escuchar" los sonidos internos producidos por el proceso del despertar de la conciencia de la energía Kundalini. El progreso de estos sonidos internos aumenta sutilmente a medida que aumenta la conciencia. Las primeras etapas del sonido son "escuchadas" como el sonido del océano mismo. A partir de éste sonido de rugido de la ola, el yogui luego escucha el sonido de varios tambores que luego se refina hacia "el sonido de la caracola, el gong y la trompeta." En efecto, otro texto antiguo indica que cuando la energía Kundalini despierta al centro del corazón, el auditor experimenta un sonido silente interno parecido "a la explosión del gong en el centro del sol". Gradualmente el sonido estrepitoso del gong se disuelve hasta que el yogui solo escucha un zumbido como el de la abeja para luego se absorbe completamente.

    Éste estado de absorción en el sonido hasta que todo lo demás se disuelve, excepto la felicidad de la experiencia es conocido también como Laya Yoga. A medida que el auditor se involucra totalmente y es absorbido por el sonido externo del gong, la distinción entre el auditor ("yo") y el sonido ("no yo") se disuelve en una unión muy parecida a la que ocurre durante la práctica del Laya Yoga. La capacidad del gong de crear un sonido externo tan único y exclusivo a cada auditor y en donde la mente queda fascinada y quieta, la hace un instrumento poderoso para inducir un estado meditativo.

A medida que las ondas de sonido del gong suspenden las ondas del pensamiento de la mente, el oyente es llevado a un punto cero, al estado yoga de shunya, un estado original de una dulce nada y al primer estado de Nada Yoga. La capacidad del gong de aquietar la mente, de detenerla en seco y superar su control sobre la conciencia fue bien expresada por Yogui Bhajan, quien es maestro y profesor de Kundalini Yoga. Él afirmó: "Para la mente, el sonido del gong es como una madre y padre que lo dieron a luz". La mente no tiene el poder de resistir un gong que está bien ejecutado". De acuerdo con Yogui Bhajan, la mente debe rendirse al sonido del gong en el plazo de 3 a 90 segundos después de ser tocado.

Con la sumisión de la mente baja al sonido del gong, el auditor ingresa al estado trascendental de shunya o nada misma, en donde la verdad interior puede ser accedida y las visiones aparecen espontáneamente. En ésta particular condición, el gong es el instrumento del yogui para crear una estado meditativo espontáneo que solo necesita que el oyente se deje llevar por el sonido del gong.

El Gong y los Koshas

Los cinco koshas del yoga, o mantos de existencia, son un concepto importante para entender cómo el yoga trabaja y el papel del gong para efectuar la transformación.

Piensa en el yo teniendo cinco envolturas o capas. La capa más externa es el cuerpo físico (anamaya kosha), la segunda capa es el cuerpo energético o cuerpo de la respiración (pranamaya kosha), la tercera capa es el cuerpo emocional (manamaya kosha), la cuarta capa es el cuerpo del conocimiento (vijnanamaya kosha), y la quinta y última capa ubicada en nuestro núcleo y esencia es el cuerpo de la dicha (anandamaya kosha).

A través de la práctica del yoga, desde lo grueso a lo sutil, los cinco koshas del yo son afectados. El practicar las asanas, o posturas del yoga, fortalece el cuerpo físico (anamaya kosha) mientras que la práctica de pranamaya o control de la respiración trabaja en el cuerpo pránico (pranamaya kosha). El cuerpo emocional (manamaya kosha) que procesa nuestros pensamientos mundanos y sentimientos es accedido a través del mantra y del sonido sagrado. El cuerpo del conocimiento (vijnanamaya kosha) es afectado esencialmente a través de la meditación; y la experiencia del cuerpo de la dicha (anandamaya kosha) se logra a través de la integración de estas cinco capas.

En este modelo de koshas, el sonido del gong afecta el manamaya kosha y, por lo tanto, sirve como el intermediario entre los cuerpos físicos y energéticos (anamaya kosha y pranamaya kosha) y el cuerpo del conocimiento o mente meditativa (vijnanamaya kosha). El gong sirve como puente para lo que es en muchos practicantes, el gran salto en la práctica del yoga: un movimiento desde las regiones más generales a las regiones más sutiles. Cuando el mantra es utilizado o cuando el gong es tocado, se afecta al manamaya kosha, el que es fortalecido y sanado de la misma forma que lo hacen los asanas para con el cuerpo físico o como el pranayama lo hace para con el cuerpo energético o de la respiración.

Debido a que afecta la capa o cuerpo emocional, el sonido del gong usualmente conlleva varias descargas emocionales, especialmente cuando es escuchado durante las numerosas primeras veces. El llorar o reír pueden ser comunes, así como también al experimentar estados transitorios de ansiedad, miedo, amor o dicha; todos son el resultado de una reorganización emocional causada mediante el sonido del gong.

Gradualmente, mientras el manamaya kosha interactúa con este sonido, los varios estados emocionales se atenúan y la sensación general es de bienestar. Desde este centro de calma y neutralidad emocional, posteriormente es más fácil experimentar la mente meditativa del vijnanamaya kosha.

La habilidad del gong para despertar la mente intuitiva y la inteligencia discerniente (conocida en el yoga como la mente buddhi) a través de sus efectos en el sexto chakra, realza la capacidad del oyente para integrar el vijnanamaya kosha. Particularmente en ese momento de silencio, cuando el sonido del gong desaparece, el oyente logra la experiencia de unidad en la quietud en donde lo real se distingue más fácilmente de lo imaginado.

Finalmente, el gong en si mismo puede ser un instrumento de dicha, permitiendo una fusión para con su sonido envolvente y que le recuerda al oyente que la fuente de su existencia proviene del centro casual del alma eterna, el anandamaya kosha.

Es posible que uno pueda rastrear el sonido del gong en la medida que interactúa con los cinco koshas, desde la sensación netamente física del sonido (anamaya kosha), hasta el movimiento de energía a través de los nadis (pranamaya kosha), a través de la sincronización del estado emocional con la mente (manamaya kosha), conllevándole a una mirada interior intuitiva (vijnanamaya kosha) que permite la experiencia de una dicha integrada (anandamaya kosha).

El Gong y los Nadis

En la anatomía yóguica, los nadis son los ríos de energía que fluyen a través del cuerpo energético o sutil, muy parecido al concepto de meridianos en la medicina oriental. Estos canales de energía transportan el prana o fuerza vital de la vida, y juegan un rol clave en el despertar de la energía Kundalini de conciencia o percepción espiritual. Cuando el gong es tocado, estos nadis pueden ser despejados y el oyente experimenta un flujo de energía incrementado en aquellas áreas que pudiesen haber estado bloqueadas anteriormente.

Este flujo incrementado del prana a través de los nadis y el incremento de energía vital resultante es una de las maneras por las cuales el gong sirve como instrumento de sanación. Adicionalmente, el movimiento más libre del prana a través de los nadis, balancea y fortalece la energía del sistema de chakras.

Una manera de utilizar el gong para trabajar con estos canales de energía es respirar consciente y alternadamente a través de las fosas nasales mientras el gong es tocado; esto es una práctica pranayama conocida como nadi shodhana. La práctica de la respiración trabaja en los dos nadis mayores, conocidos como ida y pingala, así también en los dos hemisferios del cerebro. Al acoplarse al sonido del gong, esta práctica puede traer un equilibrio entre los sistemas nerviosos simpático y parasimpático.

Otra forma de trabajar con el gong y los nadis en el cuerpo energético, es practicar escuchando al gong en una postura de meditación vertical con la espina dorsal conscientemente "estirada" y mantenida estable mediante una fijación suave de los bandhas, o cerraduras (contracciones) musculares del yoga; y con un apriete muy sutil a lo largo de la espina dorsal. El oyente ubica el sonido del gong al interior de su espina dorsal y trata de experimentar la sensación de sonido en su canal central del cuerpo que se conoce energéticamente como sushumna nadi, o el nadi central principal entre pingala e ida. De esta forma, el movimiento de energía puede verse facilitado a través de este nadi central para balancear o equilibrar los chakras.

Ocasionalmente el sonido del gong produce lo que algunos oyentes describen como una sensación de estremecimiento o movimiento de energía en el cuerpo. Estas sensaciones ocurren frecuentemente en la medida que el sonido del gong despeja obstáculos en los nadis - que es posible que hayan estado presentes desde el nacimiento o como resultado de algún tipo de trauma. En el nivel más básico, el gong tiene un efecto de equilibrio en los nadis y, por ende, sobre el sistema nervioso simpático (representado por el nadi pingala), el sistema nervioso parasimpático (el nadi ida) y sobre el sistema nervioso autónomo (sushumna nadi).

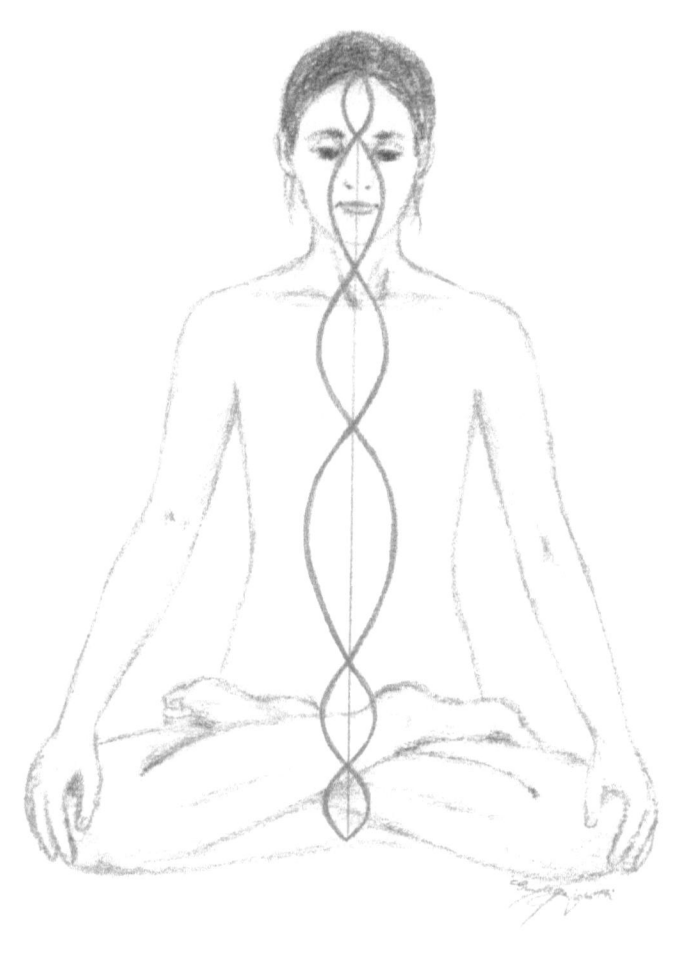

LOS NADIS MAYORES.
Los nadis mayores (canales energéticos del cuerpo) están representados por la línea central (sushumna nadi), y por la líneas intersectantes derecha (pingala nadi) e izquierda (ida nadi) que se cruzan en cada chakra.

El Gong y los Chakras

En su forma más simple, un chakra es un centro de energía en el cuerpo sutil que afecta y controla varios lugares de la psiquis humana. Cada chakra tiene una frecuencia de vibración única que resuena con una cualidad particular física, psicológica y espiritual. Existen 7 chakras principales en los sistemas clásicos de yoga y cada uno tiene una calidad de sonido o nota específica que expresa su naturaleza e identidad.

Por ejemplo, existe un mantra bij, o sonido semilla, asociado con cada chakra. Este sonido semilla resuena con la energía del chakra, expresando y finalmente balanceando el chakra. Los sonidos tradicionales de los chakras son los siguientes:

-Primero - LAM
-Segundo – VAM
-Tercero – RAM
-Cuarto – YAM
-Quinto – HAM
-Sexto – AUM
-Séptimo - Silencio

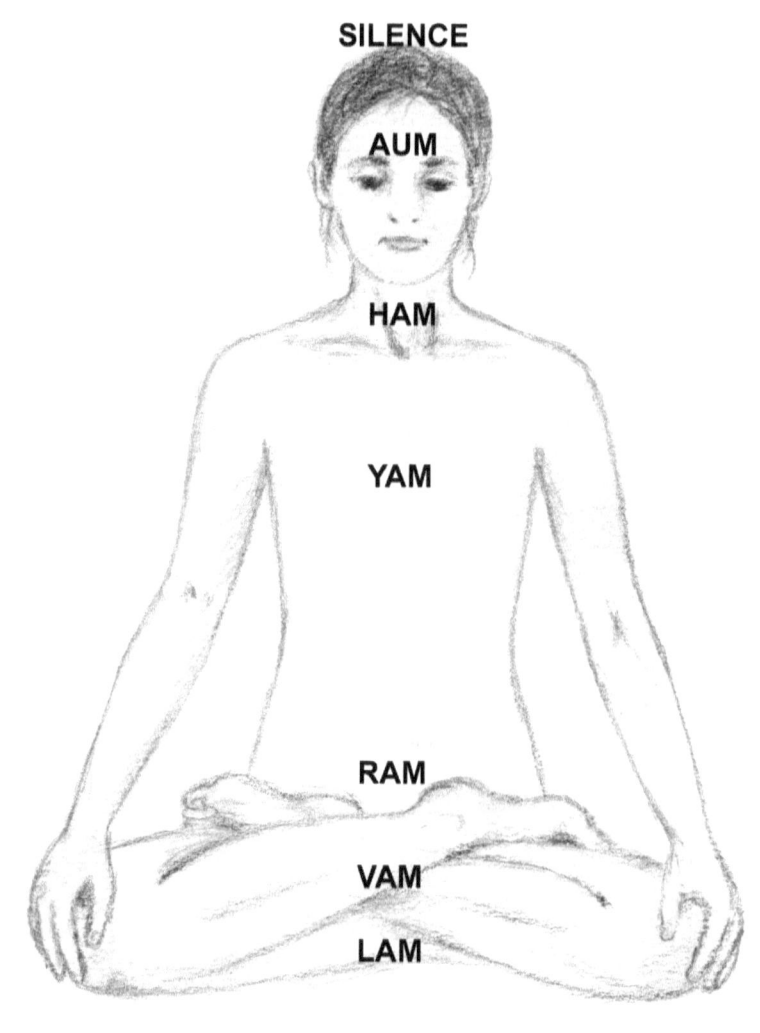

CHAKRAS Y FRECUENCIAS DE SONIDO.
Los mantras bij (siete frecuencias de sonido) asociados con cada uno de los siete chakras principales.

En la práctica del Yoga Kundalini, varios mantras también vibran con cada chakra, tal como es en el caso del mantra bij SAT NAM para el tercer chakra, o el caso de WAHE GURU para el sexto chakra.

Además, existen notas musicales asociadas con cada chakra. En la escala musical de la India, estas siete notas para los chakras son SA, RE, GA, MA, PA, DHA, NI, SA. La nota musical actual depende de la escala; por ejemplo, en Do mayor, el sonido SA corresponde a la nota do del primer chakra.

Debido a esta relación íntima entre las frecuencias del sonido y los chakra, el gong es un instrumento poderoso para abrir y equilibrar el flujo de energía a través de ellos. En la medida que el gong es tocado con su amplio rango de patrones de frecuencias complejas, los chakras comienzan a resonar de manera natural. Esto es como si existiese un millón de notas siendo tocadas simultáneamente hasta que la melodía perfecta sea tocada para cada chakra específico.

Esta onda colectiva de sobretonos y tonos de combinación entregan la posibilidad más grande de sonidos necesarios para hacer vibrar cada chakra en su resonancia óptima. En efecto, existe una gran sintonización de los chakras que desencadenan un flujo libre de energía que crea una sensación de fluidez y sensibilidad en el cuerpo energético del oyente.

No solamente todos los chakra se benefician del sonido del gong, pues también existen efectos específicos en los chakra de manera individual. Este efecto del sonido del gong en un chakra de manera específica fue demostrado ampliamente cientos de años atrás cuando era tocado en las cortes de los reyes para estimular el sexto chakra y despertar las facultades psíquicas de los videntes y profetas.

Los concejeros reales tocaban el gong para estimular el sexto chakra, o centro de la intuición, en donde se ingresaba en una especie de trance para predecir el resultado de batallas o de cosechas. Una de tales predicciones hecha mientras se escuchaba el sonido del gong era que los guerreros del rey deberían disparar sus flechas hacia arriba en una trayectoria particular, en vez de directamente a sus adversarios, de manera tal que la fuerza de las flechas que caían podrían penetrar las pesadas armaduras de estos últimos. Del mismo modo, los videntes utilizaban el sonido del gong para despertar las facultades intuitivas del sexto chakra y predecir patrones del tiempo que podrían hacer naufragar a barcos o crear sequías severas.

Históricamente, el gong también era tocado al momento de la muerte para provocar la apertura del séptimo chakra o corona, en la parte superior de la cabeza y el cual, según los yoguis, es el punto de salida tradicional para qué el cuerpo sutil o alma pudiese abandonar el cuerpo al momento de la muerte. Debido a esta habilidad del gong para abrir el séptimo chakra y permitir un pasaje más expedito del alma, el tocar el gong en Oriente se asoció con los funerales e incluso, más adelante, fue incorporado en la música funeraria occidental del siglo 18.

El séptimo chakra también era considerado como la puerta que guiaba hacia la dirección divina, tal como el sexto chakra era considerado como el tercer ojo de la profecía.

No es sorprendente entonces que el gong fuese considerado como una pequeña maravilla y reverenciado como un mensajero de los dioses; permitiendo al oyente escuchar las voces/palabras no pronunciadas (las cuales eran en realidad un elevado estado de la mente meditativa del oyente).

Cuando el gong es tocado, es posible que los chakras bloqueados se abran también. Esto puede ser experimentado o expresado por el oyente como un suspiro profundo (primer chakra), murmullo (segundo chakra), risa (tercer chakra), llanto (cuarto chakra), tos (quinto chakra), luz interna (tercer ojo), o una conexión llena de dicha (séptimo chakra). A veces la respuesta a un chakra relacionado puede ser muy dramática, al punto que una mujer experimentó orgasmos frecuentemente durante una relajación con el gong, o que un hombre haya tenido una experiencia extra corpórea mientras observaba su cuerpo al mirar hacia abajo desde el cielo de la habitación.

Además de afectar los centros de energía individuales en el cuerpo, el gong trabaja en los chakras de manera colectiva mediante la conexión de las relaciones de energía que existen entre ellos. Los chakras esencialmente tienen una relación diádica y trabajan como un par de frecuencias o vibraciones que van desde la más alta a la más baja. Por ejemplo, el séptimo chakra es la vibración "más alta" del primer chakra, el sexto chakra es la frecuencia más alta del segundo chakra, y el quinto chakra es la "octava" del tercer chakra. El cuarto chakra, o chakra de corazón, tiene una frecuencia independiente y propia, la cual está relacionada al campo electromagnético o aura alrededor del cuerpo.

Lo que esta relación de pares entre los chakras permite es una oportunidad para colocarlos uno en el frente del otro para que un equilibrio pueda ser creado entre los dos. El sonido del gong ahora afectará a dos partes contrapuestas. Por ejemplo, la frecuencia más alta del sexto chakra puede ser "conectada a tierra" al trabajar con el segundo chakra y, por lo tanto, la energía del segundo chakra podría ser "elevada" mediante el trabajo en conjunto con el sexto chakra.

En efecto, el sonido complejo e interactivo del gong crea una comunicación cruzada entre estos centros de energía, liberando obstáculos y despejando antiguos patrones que permiten que el cuerpo sutil se reintegre de manera suave; y permitir así que los chakras se coordinen. En particular, mediante las acciones de coordinación y estimulación entre las glándulas pituitaria y pineal, el gong es particularmente efectivo en abrir el sexto y séptimo chakra; lo que lo torna en un instrumento ideal para la meditación.

En la siguiente imagen se muestran los siete chakras principales asociados con las áreas en las cuales el gong se toca, comenzando con su parte inferior, justamente arriba del área del borde para el primer chakra y finalizando cerca de la parte superior del gong; justamente por debajo del borde para el séptimo chakra. El centro del corazón, el cuarto chakra, es representado por ambas áreas directamente arriba y abajo del centro del gong. En el Yoga Kundalini, un octavo chakra es postulado (generalmente asociado al aura que rodea la energía corporal y el campo del séptimo chakra); lo cual es asociado con el borde alrededor de la cara del gong.

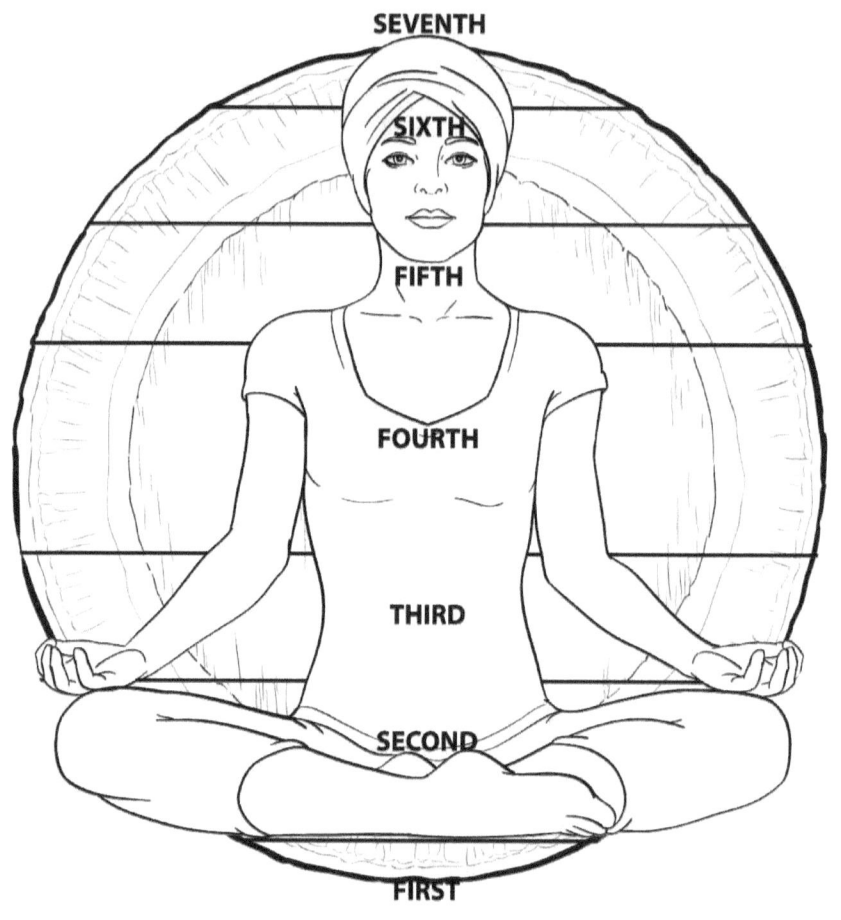

CHAKRAS Y LAS AREAS DONDE SE TOCA EL GONG.
Las áreas donde se toca el gong están asociadas con cada uno de los siete chakras principales. Cada línea horizontal en el gong contiene las frecuencias del chakra correspondiente. El octavo chakra, o aura, corresponde al aro/borde del gong.

Yoga Kundalini y el Gong

El uso más visible y generalizado del gong en la práctica del yoga en Occidente es en la tradición del Yoga Kundalini, tal como lo enseñó Yogi Bhajan. Un reconocido maestro del Yoga Kundalini, Yoga Tántrico y del Gong, Yogi Bhajan aprendió las técnicas para tocar el gong cuando aún era un niño con Sant Hazara Singh, un maestro de yoga Sikh, quien fue su mentor mientras vivía en la parte Norte de la India en las décadas de 1930 y 1940.

Llevando las enseñanzas del yoga Kundalini a Occidente en el año 1968, Yogi Bhajan empezó a utilizar el gong en sus clases de Yoga Kundalini en la ciudad de Los Ángeles en el año 1969; en donde utilizó un gong Paiste de 28 pulgadas de diámetro. La sorprendente experiencia con el gong en sus clases inspiró a sus estudiantes y maestros el utilizar el gong a su vez en sus propias clases. Durante la década de 1970, con el abuso de drogas ya desenfrenado, Yogi Bhajan aconsejó a los ashrams de Yoga Kundalini alrededor del mundo utilizar el gong como herramienta principal para ayudar a sanar aquellos estudiantes cuyo sistema nervioso estuviese dañado por las drogas.

Sus estudiantes y maestros de Yoga Kundalini, en el pasado y en el presente, han desarrollado talleres, discos compactos (CDs) y entrenamientos basados en sus enseñanzas en el uso del gong; como un instrumento sagrado del Yogi. Más que cualquier otra persona, Yogi Bhajan fue la fuerza instrumental para popularizar el uso del gong en yoga y la meditación en Occidente.

La relación que existe entre el gong y la práctica del Yoga Kundalini es una extensión natural del uso del mantra y de la música como partes esenciales de la práctica. Tal como fue enseñado por Yogi Bhajan, el Yoga Kundalini se basa en la corriente del sonido, el poder de la palabra y el mantra; junto con la vibración del infinito. Él ha dicho: "Si tú meditases en el sonido primitivo, verás lo que no se ve, escucharás lo que no se escucha y sentirás lo que no se siente".

El sonido primordial es representado de mejor manera por el sonido del mismo Gong. "El gong es el primer y último instrumento para la mente humana", afirmó Yogi Bhajan. "Existe solo una cosa que puede reemplazar y comandar la mente humana - el sonido del Gong. Es el primer sonido del universo. Es el sonido creativo básico".

Generalmente, el gong puede ser utilizado en una clase de Yoga Kundalini como parte de la meditación o, más frecuentemente, durante la parte de relajación al final de la clase y una vez que el cuerpo físico ha sido preparado a través una serie de movimientos, ejercicios y técnicas de respiración conocidas como kriyas.

Las kriyas del Kundalini, o secuencias de técnicas de yoga, son la manera más efectiva para preparar el cuerpo y la mente, a través del yoga, para experimentar el gong. Para el Yogi del gong, el tener conocimientos previos en Yoga Kundalini es altamente recomendado.

Mantras de Yoga Kundalini para tocar el Gong

Como veremos más adelante en la sección de cómo tocar el gong, la persona que lo hará, antes de utilizarlo, deberá entrar en armonía con el poder del sonido del gong. Este vínculo entre el ejecutante y el gong crea la relación intuitiva que permite al gong "tocar" al ejecutante así también como el ejecutante toca el gong.

En el Yoga Kundalini, la unión específica entre el ejecutante del gong y éste instrumento es llevada a cabo con una serie de tres mantras, o una oración de centrado. Cada mantra es repetido una vez de manera silenciosa o en canto antes que el gong sea tocado.

El primer mantra lo lleva ante el maestro eterno, para dejar de lado su ego y permitir que la sabiduría de todas las épocas lo pueda guiar:

Ad Gurey Nameh.
(Yo invoco al maestro que existe en el Principio).
Jugad Gurey Nameh.
(Yo invoco al maestro que enseña a través de todos los tiempos).
Sat Gurey Nameh.
(Yo invoco al maestro que enseña desde la Verdad).

Siri Guru Dev A Nameh.
   (Yo invoco al maestro invisible y sutil de todo).

El segundo mantra enlaza con la energía creativa del universo, el poder creativo femenino que gobierna la música y todas las formas de expresión, el sonido de ONG, de la creación misma:

Ong Namo.
   (Yo invoco a la Energía Creativa Infinita).
Guru Dev Namo.
   (Yo invoco al maestro divino y trascendente).

El tercer mantra lleva la mente al punto donde el sonido existe en un momento de eterna verdad, más allá de las polaridades y que lo hacen indistinguible entre el sonido y el productor de tal sonido.

Ad Such.
   (La verdad previa a todos los comienzos).
Jugad Such.
   (La verdad a través de todas las eras).
Haibhee Such.
   (La verdad en este momento).
Nanak Hosee Bhee Such.
   (La verdad que es verdad por siempre).

Una vez que estos mantras sean utilizados con la intención adecuada, el ejecutante del gong toca lo que es necesario en ese momento preciso y no desde el ego de un ejecutante. El karma del ejecutante se transforma en dharma y eleva tanto al ejecutante como al oyente.

Kriyas del Yoga Kundalini y Meditaciones

Aunque muchas Kriyas del Yoga Kundalini o secuencias de ejercicios, pueden ser realzados cuando se toca el gong durante la relajación, existen kriyas específicos enseñados por Yogi Bhajan;

los que especifican el tocar el gong en diferentes puntos en el kriya o meditación para así completar su efecto.

La siguiente meditación Kundalini es un ejemplo de cómo el gong es utilizado para profundizar el efecto de la práctica.

Durante esta meditación de 11 minutos, el gong es utilizado durante los primeros tres para dar o llevar el ritmo lo que se describe como "respiración de fuego poderosa". Durante los últimos 8 minutos, se ejecuta un mantra.

He aquí la meditación utilizando el gong tal como fue enseñada por Yogi Bhajan el día 13 de mayo de 1989 en Hamburgo, Alemania. Esto como parte de una charla titulada "Defina Su Propia Nobleza". Este resumen es tomado literalmente del final de la charla transcrita. El gong es utilizado durante los primeros 3 minutos.

"Con una postura relajada, levanten sus brazos hacia el frente hasta un ángulo de 60°, con los codos extendidos y con las palmas hacia abajo. Pongan sus manos en gian mudra (en donde la yema del dedo pulgar se toca con la yema del dedo índice manteniendo los otros 3 dedos extendidos). Cierren los ojos, y coloquen la mirada en la punta de la nariz, sentándose de manera recta. Esto hace que la materia gris y el suero cambian a nuestra voluntad. Comentario: Ustedes sentirán calor y se sentirán diferentes como resultado de estar en esta posición. Para poder mantenerla, estiren sus hombros hacia afuera y luego extiéndanlos hacia adelante, de forma tal que la sección ciática inferior se desconecte y que el cuerpo no tiemble. Esta postura los vuelve audaces, intrépidamente claros y extremadamente fuertes.

En esta postura ejecuten respiración de fuego por un período de 3 minutos. Luego, manteniendo la postura, comiencen una respiración profunda y prolongada mientras se ejecuta el mantra Humee Hum por 8 minutos. (Con un total de 11 minutos). Al finalizar: inhalen, mantengan y estírense de manera intensa por alrededor de 20 segundos. Luego hagan respiración de fuego por alrededor de 15 segundos. Repitan este proceso un total de tres veces. Luego procedan a relajarse".

Utilizando el Gong en clases de Yoga.

El gong puede ser integrado en una clase o en una sesión privada de yoga de distintas maneras. El uso más común del gong en el ambiente de enseñanza del yoga tiene lugar durante la relajación. Como un segundo uso, el gong puede ser utilizado para mejorar o guiar un proceso de meditación. Además, el sonido del gong puede ser efectivo cuando es utilizado para complementar un asana, pranayama o una práctica de mantra. También puede ser utilizado para abrir o cerrar el espacio sagrado de una clase.

El Gong y la Relajación

Independientemente del propósito de uso del gong, este es utilizado frecuentemente cuando el oyente está en un estado relajado. De hecho, para utilizar el gong de manera efectiva en una clase de yoga el oyente estará, en la mayoría de los casos, en un estado receptivo de conciencia o relajación. Sin esta conciencia o relajación comprometida, es posible que el oyente considere el sonido del gong más como música que como una experiencia meditativa y, por lo tanto, experimente una resistencia para integrarse plenamente al sonido.

    El gong también puede ser utilizado para inducir o crear un ambiente de relajación de distintas formas. Un sonido de pulso hipnótico tal como se discute en las técnicas de ejecución avanzadas, puede ser efectivo en la inducción del oyente a entrar en un estado de relajación. En ese momento, la tensión puede ser removida mediante la utilización de "ciclos de construir y soltar" (Nuevamente, véanse las técnicas avanzadas de ejecución). Para profundizar la relajación, el gong puede ser tocado de manera suave hasta que la sesión termine con un sonido que desaparece gradualmente.

    El sonido propio del gong es un estimulante poderoso para el sistema parasimpático el cual toma un rol dominante durante un estado de relajación profundo; particularmente cuando los ojos están cerrados. Es común escuchar a algunas personas que roncan durante una relajación con gong incluso si éste es tocado de manera ruidosa. Si bien mucha gente disfruta de una siesta con el gong, idealmente el oyente debería permanecer consciente y relajado durante el proceso de relajación con gong (tal como en cualquier otra buena relajación del yoga); para que así la mente y las emociones logren una claridad de gran calidad.

El Gong y los Mantras

Al igual que el sonido del gong, los mantras también son sonidos transformacionales que cambian la conciencia y promueven la integración. Los mantras pueden ser cantados o reproducidos con el sonido del gong para crear un efecto sinérgico.

Una forma para entrelazar de manera efectiva los mantras con el gong es reproducir una grabación de un mantra a un sonido de volumen bajo a medio. Mientras el mantra es reproducido, el sonido del gong "aumenta y disminuye", de tal forma que el sonido del mantra "aparece y desaparece" de la conciencia del oyente. En un punto específico, el sonido del gong puede sobrepasar o anular completamente el sonido del mantra. En otras ocasiones, el sonido del gong se mantiene a un nivel mínimo de tal forma que el sonido del mantra adquiere un papel protagónico. Obviamente, la selección del mantra y la destreza del ejecutante del gong juegan un rol crítico para lograr este efecto; de otra forma los sonidos pueden contraponerse de manera competitiva y llegar a ser irritantes para el oyente. Una manera más segura podría ser seleccionar el mantra apropiado para comenzar o terminar una sesión de sonido del gong, aportando así una introducción suave y más familiar para la sesión del gong.

El gong también puede ser tocado mientras las personas cantan el mantra que se reproduce (frecuentemente es difícil para el ejecutante del gong el cantar y tocar de manera efectiva). Nuevamente, esta habilidad exige mucha práctica para integrar el sonido del gong a fin de acentuar o amplificar la práctica del mantra. Una forma de comenzar es utilizar un sonido rítmico liviano que crea una línea de pulso estable para que así el mantra resuene y se desconecte. Un poderoso cántico grupal de un mantra simple "semilla" o bij tales como AUM u ONG, junto con los acentos del gong pueden crear una rica pared de sonido; lo que facilita una absorción más profunda dentro del mantra. Nuevamente, el ejecutante del gong debe encontrar la "voz" del gong para hacer esta práctica en forma efectiva, de lo contrario puede volverse molesta.

El Gong y Pranayama

El gong es efectivo para mover el prana (energía vital) a través del cuerpo y puede ser utilizado para mejorar las prácticas de pranayama (respiración).

Una manera de utilizar el gong en una práctica de pranayama, es usarlo como si fuese un temporizador para señalar cada etapa durante el ciclo de inhalación, retención, exhalación y suspensión. Comience la inhalación y mantenga la respiración hasta que el gong sea tocado. Luego extienda la exhalación hasta que el gong sea tocado nuevamente. Mantenga sin aire hasta que el gong señale nuevamente el momento de comenzar la siguiente inhalación, y así sucesivamente.

El gong también puede ser utilizado durante el tiempo de retención, cuando la respiración es contenida luego de una exhalación. En esta etapa del pranayama, es muy común la manifestación de los miedos más arraigados (por ejemplo, el miedo a la muerte debido al cese de la respiración), los cuales pueden ser rápidamente despejados por el sonido del gong en esta etapa.

Para aquellos que practican el Yoga Kundalini con la respiración de fuego (una técnica de inhalación y exhalación simétricas y rápidas), una experiencia común es que el sonido rítmico y sostenido del gong mejora el ritmo de respiración, sin ningún tipo de esfuerzo aparente.

Finalmente, el gong puede ser utilizado durante la práctica de cualquier pranayama siempre y cuando se iguale y amplifique los ritmos naturales de respiración del pranayama. El ritmo y tempo para una respiración de fuego (kapalbhati o bhastika por ejemplo), es más rápido que para una práctica de respiración profunda y prolongada utilizando alternadamente las fosas nasales.

Utilizado con mayor destreza, el gong puede ayudar en la remoción de bloqueos de la respiración, así también como en el movimiento de la respiración.

A manera de advertencia, el ejecutante del gong debe estar altamente sincronizado para integrar la ejecución con la respiración; de otra forma, el sonido puede resultar confuso o incluso perjudicial para el sistema nervioso.

El Gong y las Asanas

Al igual que con los pranayama, el gong puede ser utilizado como un temporizador cuando se trabaja con las asanas, haciendo las veces de señal para cambiar de una postura a otra mediante el sonido de cada golpe del gong.

Mientras se mantiene una postura, el gong puede ser tocado de manera apropiada para mejorar la energía de la asana. Por ejemplo, una postura extendida de guerrero puede ser acompañada con un tempo constante casi marcial que es fuerte y centrado. Una inclinación larga hacia delante, por otro lado, podría ser mejorada con un tempo más lento que fomenta la liberación y el desapego.

Si el practicante es lo suficientemente avanzado para mantener una postura por un período de tiempo prolongado (entre 5 y 15 minutos), el gong puede ser útil en acceder a flujos de energía bloqueados y en la movilización del prana a lo largo de las líneas de la asana. Nuevamente, el ejecutante del gong debe ser hábil y competente con la práctica de asanas, por sí mismo, para comprender que es lo que se necesita del gong. El simplemente tocar el gong mientras las asanas son ejecutadas, no es suficiente para considerarla como una herramienta de yoga apropiada.

El Gong y las Kriyas

Con la práctica del Yoga Kundalini, el cual siempre es ejecutado en secuencias predeterminadas conocidas como kriyas, el gong es utilizado ocasionalmente de manera explícita en un punto particular dentro de la práctica; o a veces al final de ella. De hecho, el tiempo destinado a utilizar el gong incluso puede ser especificado para completar el efecto de la kriya Kundalini. En estos casos, el ejecutante del gong es guiado de manera segura en la integración del gong con la experiencia del yoga. Generalmente, el gong no debe ser utilizado de manera aleatoria durante una kriya Kundalini (aunque puede ser utilizado al final) con el propósito de no interferir con el flujo de prana que precisamente la kriya intenta crear.

Si usted está practicando las kriyas de yoga, o secuencias predeterminadas, así como de otras tradiciones, el gong debe ser utilizado en forma juiciosa con el propósito de no interferir con los efectos de la kriya o práctica estandarizada.

El Gong y la Meditación

Quizás el uso más común que se le da al gong en la práctica del yoga, al mismo tiempo que la relajación, es la ayuda que brinda a la meditación. El simple hecho de escuchar un gong correctamente ejecutado mientras se encuentre en un estado de relajación consciente, inducirá automáticamente un estado meditativo. Esto ocurre principalmente dado que el sonido del gong activa el sexto y séptimo chakra, así como también el sistema nervioso parasimpático.

Cuando se utiliza el gong para la meditación, en contraste con la relajación o visualización guiada, el oyente debiera estar en una posición meditativa, sentado con la espalda recta y la columna perpendicular a la tierra. Idealmente y en forma previa, ya se ha efectuado un ejercicio de respiración o pranayama a fin de elevar la sensibilidad al sonido del gong.

Si no se especifica un foco de manera particular para la meditación, el oyente puede concentrarse en el punto del tercer ojo mientras el gong es ejecutado y respirar lenta y conscientemente. Una posición efectiva de manos o mudra para una meditación con gong mientras se está sentado, es elevar ambas manos al frente de los hombros y tirarlas ligeramente hacia atrás, las palmas hacia fuera - junto con mantener los dos dedos más pequeños hacia abajo con el pulgar mientras se extienden los dedos índice y medio - pero manteniendo el contacto entre ellos. Esta Pran Bandha mudra mantiene el prana en el canal central de la columna e intensifica el efecto del sonido.

Para la mayoría de los oyentes, una meditación de 3 a 11 minutos es apropiada y seguida de un periodo de relajación de igual duración. Los meditadores avanzados pueden llegar a un periodo de 31 minutos mientras estén sentados con la salvaguardia de que deben tener un sistema nervioso fuerte y sin evidencias de estrés, trauma o uso de drogas; de lo contrario dichos períodos similares de práctica con un gong (sobre los 11 minutos) pueden experimentarse de mejor forma en la relajación.

Una consideración general cuando se utiliza el gong para la meditación, en contraste con la relajación u otros propósitos de sanación terapéuticos, es que la energía del sonido debe estar concentrada en los chakras superiores y el énfasis debe ir a tratar de pulsar el gong; en vez de usar los ciclos más fuertes de construir y soltar que trabajan más poderosamente en el cuerpo físico y en los chakra inferiores.

Dependiendo de la naturaleza de la meditación, la persona que medita también puede trabajar en "oír" el sonido en la parte posterior de la cabeza, en la columna (canal central), o en el centro del corazón.

Sugerencias para usar el Gong en conjunto con la práctica del yoga

El gong puede ser incorporado de manera juiciosa durante la clase de yoga teniendo en cuenta las siguientes directrices:

- Mientras se utilice el gong no entregue instrucciones verbales complicadas a los alumnos. Aunque es mejor no hablar en lo absoluto mientras el gong sea utilizado, deberá darse cuenta de que tendrá que hablar fuerte si se debe decir algo que sea vital.

- No ejecute múltiples o excesivas sesiones del gong dentro de una clase. Para la mayoría de la gente, el utilizar el gong pocas veces durante la clase es suficiente.

- Haga saber de antemano a los alumnos cuando usted esté a punto de utilizar el gong si es que ellos no estuviesen acostumbrados a ello. El utilizar el gong de manera inesperada dentro de una clase de yoga es como indicar que Dios esté entrando a su dormitorio.

- Si hubiese algunos alumnos que nunca han oído el gong anteriormente, prepárelos para la experiencia con instrucciones de cómo deben relajarse con el sonido y utilizar la respiración para permitirles recibir la experiencia. Quizás incluso sea mejor que ellos vean cuando el gong es utilizado y percibir así el momento en el cual el sonido es ejecutado.

- Tenga en cuenta que algunas personas pueden reaccionar de manera negativa al sonido abrumador del gong cuando lo escuchen por primera vez, particularmente si ellos adolecen de algunos aspectos relacionados con la confianza, el desapego o a fronteras/espacios claramente marcados; o si también asocian experiencias desagradables con sonidos fuertes o inesperados. Veteranos de guerra o víctimas de violencia pueden tener recuerdos desagradables cuando el sonido aumenta en intensidad. Por otro lado, la misma gente puede desarrollar una relación saludable y de aprecio con el gong; toda vez que este comience a despejar los sentimientos de ansiedad y traumas antiguos.

- Tenga presente que cada vez que se utilice el gong en una clase, éste abrirá y cambiará la energía presente. Las personas pueden aún procesar la limpieza emocional del gong mientras que continúan con el resto de la clase y esto puede colorear el resto de ella.

- Saque a la gente del espacio del gong de manera suave, ya sea con el sonido relajante de su voz, un periodo de silencio o música apropiada u otros sonidos. No apure la transición de escuchar el gong hacia una participación activa en la clase, debido a que en ocasiones se produce una disociación del cuerpo físico cuando se escucha el gong.

Destaque los beneficios del gong como un instrumento de limpieza y liberación. Permita que surjan lágrimas y risas, pero sin interrumpir la clase o prestando atención excesiva o indebida al procesamiento de la experiencia por parte de un individuo.

Enseñando y practicando el Gong Yoga

La enseñanza o práctica del Gong Yoga obviamente requiere de un gong para ser utilizado durante la clase o sesión, y la segunda mitad de este libro entrega los detalles de cómo aprender a tocarlo.

Sin embargo, puede haber ocasiones en que no se cuente con un gong, no haya persona alguna disponible para tocar el gong o haya una necesidad de que una misma persona asuma ambos roles; ya sea como profesor o de ejecutante con el propósito de crear una clase de yoga con gong. Echemos un vistazo a las aplicaciones prácticas de integrar el gong a la enseñanza y a la práctica.

Enseñando y tocando el Gong

Dependiendo de la estructura de la clase y de las habilidades del profesor, éste último puede conducir la sesión, así como utilizar el gong. Esto funciona adecuadamente en la parte de relajación y meditación cuando los estudiantes necesitan pocas instrucciones de parte del profesor.

Por otro lado, si el profesor necesita guiar de manera activa a los estudiantes a través de la práctica de asanas o, de manera similar, necesite estar preocupado de la enseñanza; entonces se necesita de una segunda persona para tocar el gong. Del mismo modo, si el profesor no es lo suficientemente hábil para tocar el gong mientras conduce la clase, entonces necesitará trabajar en conjunto con un ejecutante de gong.

Tales disposiciones requieren de una buena compenetración entre el profesor y el ejecutante del gong para lograr un balance apropiado entre las instrucciones verbales y la ejecución del instrumento. El gong debe ser tocado a un nivel muy bajo, si es que fuese preciso, cuando el profesor necesite hablar o interactuar con los estudiantes. Al mismo tiempo, el profesor necesita ser juicioso en las ocasiones en que es mejor guardar silencio y dejar que el gong haga su trabajo.

El ejecutante del gong siempre debe estar en una actitud subordinada al rol del profesor, pues nunca debe hablar ni instruir a los alumnos toda vez que la clase haya comenzado. Además, el ejecutante del gong debe estar en sintonía con las necesidades cambiantes de la clase a medida que ésta se desarrolla; y debe estar listo para apoyar rápidamente al profesor. Cada clase de yoga desarrolla un ritmo propio de acuerdo a los estudiantes y a la energía presente en la sala, y en donde el ejecutante del gong debe estar abierto a los cambios y acomodarse a ellos.

Independiente de si el profesor toca el gong o si es asistido por un ejecutante, la clase necesita estar organizada de manera cuidadosa para maximizar el impacto del sonido del gong. Se necesita de un espacio amplio para escuchar como si el gong estuviese entrelazado dentro de la experiencia de la clase. Se debe tener en cuenta que el gong no es una simple música de fondo. El gong crea un tono dominante subyacente y audible que mueve y cambia energías de momento a momento, de respiración en respiración.

Enseñanza y práctica sin un Gong

Si no se cuenta con la disponibilidad de un gong o de un ejecutante, o si simplemente se desea practicar con el gong por su cuenta, entonces se puede utilizar una grabación del instrumento. La ventaja de utilizar una grabación es que Usted puede trabajar con un sonido existente y de una duración predeterminada; para construir así una clase o práctica bien planificada. La principal desventaja es que Usted se encuentra enmarcado por un ambiente falto de dinámica que se debe seguir fielmente.

Una grabación de gong es útil cuando se desea practicar o enseñar por intervalos de tiempo específicos. Por ejemplo: Una práctica de pranayama puede ser cronometrada de manera exacta con el sonido del gong para la inhalación y exhalación y, por lo tanto, obviar la necesidad de contar los intervalos de respiración. Del mismo modo, los períodos de meditación o relajación pueden ser determinados de manera exacta gracias a los intervalos del gong; y sin la necesidad de un reloj o cronometro. Con intervalos regulares del gong, incluso las asanas o posiciones pueden ser mantenidas por un intervalo de tiempo específico antes de moverse a la siguiente posición y creando, gracias a esto, una "fluidez" orquestada de movimientos de yoga en concordancia con la respiración.

Obviamente la clave para el éxito en la utilización de una grabación de un gong en la enseñanza y práctica es el seleccionar lo que esté de acuerdo a sus necesidades. Para esto y por información adicional relacionada con las grabaciones de gong, usted puede consultar el capítulo de Recursos del Gong.

UTILIZACIÓN DEL GONG EN LA SANACION

El gong trabaja en todos los niveles para sanar y transformar. Desde el ámbito puramente físico, hasta el ámbito emocional y espiritual, el sonido del gong puede promover un cambio positivo en el oyente. Además de los yoguis e instructores de yoga, se ha utilizado por parte de doctores, terapeutas de música, psico terapeutas e investigadores como una herramienta complementaria a sus modalidades de sanación. Dado que el yoga afecta el cuerpo, la mente y el espíritu, veamos ahora cómo el gong es utilizado en estas áreas para llevar a cabo la sanación.

Aplicaciones Terapéuticas: El Cuerpo

El gong produce una onda de sonido fuerte, casi tangible al tocarlo, el cual estimula el cuerpo físico mediante la influencia en la superficie de la piel. El toque sónico del gong puede ser un toque sanador ya que su sonido estimula los dermatomas del cuerpo.

Los dermatomas son áreas de superficie en la piel que se extienden desde la columna vertebral a través del cuerpo. A través de una red de nervios, estas áreas de piel están conectadas a diferentes órganos del cuerpo por medio del segmento correspondiente de la medula espinal. Estas áreas pueden ser estimuladas mediante la utilización de ondas de sonido, muy parecidas a un masaje, y producir efectos en los órganos correspondientes y en otras áreas del cuerpo.

El gong produce poderosas ondas de sonido que estimulan los dermatomas de una persona que está a una distancia razonablemente próxima a este punto, especialmente cuando el gong es igual o superior a 32 pulgadas de diámetro y el oyente se encuentra a 6 pies; pues una onda de sonido de baja frecuencia puede envolver completamente el cuerpo en un "masaje sónico".

El profesor y músico Johannes Heimrath dirigió muchos talleres y sesiones de sanación con el gong durante la década de 1980. El descubrió que el sonido del gong era de gran ayuda en el alivio del dolor de cuello y dolores de cabeza, dificultades menstruales, calambres en el pecho y en el sistema respiratorio superior.

Anne Kathrin Nikel y sus investigadores asociados publicaron un artículo en Music Theraphy Today (Septiembre 2003), donde también confirmaron que el gong y otros instrumentos probaron ser de gran utilidad en el tratamiento de niños con migraña.

El European Spine Journal reveló que el gong era útil en la aceleración del proceso de sanación de esguinces agudos de tobillo. De manera anecdótica, un ejecutante de gong y consultor obtuvo alivio en su tobillo al colocar su pie directamente al frente de un gong de 28 pulgadas de diámetro y tocándolo por unos 10-15 minutos durante varios días. En Inglaterra, un médico veterinario toca el gong a los caballos como parte de su tratamiento de esguinces y lograr una sanación acelerada.

En un nivel puramente físico, el sonido de un gong en vivo estimula la circulación a la vez que su amplio rango de frecuencias estimula los terminales nerviosos: lo que puede ser útil en la recuperación de lesiones en las cuales se hayan dañado los nervios.

Dado que la angustia y las enfermedades frecuentemente tienen un componente emocional relacionado con el estrés; el gong afecta la salud física trabajando en estas áreas también. Finalmente, aparentemente el sonido del gong estimula el sistema glandular/endocrino hacia un nivel superior de funcionamiento. La glándula pituitaria es directamente afectada por su sonido, lo que causa que el sistema endocrino en su totalidad llegue a estar en equilibrio.

Aplicaciones Terapéuticas: La Mente

Ya que el sonido del gong crea una relajación profunda, despeja la mente, y estimula el sistema endocrino a un nivel superior de funcionamiento; también ayuda en la reorganización de la energía emocional y las emociones que están relacionadas dentro de la estructura corporal y, a consecuencia de eso, afectar la mente.

En su libro "Música y Sanación a través de las culturas" (Año 2006), el terapeuta musical David Akombo compartió su investigación en el uso del gong Gamelan como una forma histórica para tratar la esquizofrenia en la cultura de Bali. En esa sociedad del sudeste asiático, las enfermedades son vistas frecuentemente más como una enfermedad espiritual que como una enfermedad física; y el gong mantiene una posición cultural como un agente de sanación tanto física como espiritual. Es utilizado de manera específica en el hospital psiquiátrico para ayudar a pacientes que padecen esquizofrenia.

En 1999 la Sociedad Alemana de Terapia Musical publicó un estudio denominado "Terapia Musical con instrumentos arcaicos – Un método innovador para tratar desordenes incipientes", en el que el doctor Peter Heiss - neurólogo siquiatra y director de Day Clinic Metznerpark de Frankenthal, Alemania - concluyó que el sonido del gong era una aproximación terapéutica efectiva para trabajar con pacientes psicóticos. En resumen, su investigación reveló que el estado de trance o estado de conciencia alterado – al ser inducido por escuchar el gong - "Revela capas bibliográficas profundas de conciencia y dimensiones transpersonales. La similitud de las experiencias en el trance inducido por el sonido y los episodios psicóticos, les brinda a los pacientes la oportunidad de integrarlos. Por lo tanto, se da inicio a un proceso de curación y el sentido de responsabilidad e independencia de los pacientes es fomentado."

Dorita S. Berger en su libro "Terapia Musical, Integración Sensorial y el niño autista" (Año 2002), recalca que no había sabido de algún instrumento musical que hubiese tenido un efecto en su paciente autista de cuatro años, hasta que escuchó el gong. En su libro "Aplicaciones Clínicas de la Musicoterapia en el campo de la psiquiatría" (Año 1999), los terapeutas Tony Wigram y Jos De Backer entregan tanto una recomendación como una advertencia acerca de la utilización del gong: "El descubrimiento del gong fue una revolución en el campo de la musicoterapia. La aplicación del gong se transformó en la piedra angular del área. Sin embargo, muchos han utilizado el gong sin tener los conocimientos y experiencia necesarios; lo cual conlleva un peligro".

La perspectiva cautelosa en la utilización del gong para propósitos terapéuticos es muy buena. El gong es un instrumento poderoso y transformacional. Su sonido puede tanto sanar como destruir. De hecho, fue utilizado en tiempos ancestrales como un arma para desorientar a los enemigos; y también como fuente de inspiración para el cumplimiento del deber. Es parecido a la turbina de alta velocidad utilizada por los dentistas, capaz de limpiar los dientes o de crear un dolor torturante. El simple hecho de tocar el gong durante una sesión de sanación o utilizándolo como un complemento puede no dar resultado y, además, causar daño. Es un instrumento que merece respeto y debe ser utilizado con conocimiento pleno de su uso.

Aplicaciones Terapéuticas: El Espíritu

Quizás los síntomas más comunes de malestar espiritual hoy en día son el abuso de substancias y el comportamiento adictivo. Muchos investigadores y terapeutas han reconocido esta conexión entre adicciones abusivas y una desconexión espiritual, incluida el psiquiatra Dr. Ray Matthew; quien es Director del Programa de Adicciones de la Universidad de Duke. Su investigación ha demostrado que los mismos centros de placer en el cerebro estimulados por drogas como la marihuana también son activados por experiencias espirituales. Matthew observó que la clave para romper la respuesta adictiva destructiva es primero "Despegarse de la presión y contenido de la mente por uno a dos minutos, para luego sentirse más libre de cometer acciones compulsivas y automáticas".

El gong es un instrumento particularmente efectivo en ayudar al oyente a despegarse de la presión y contenidos de su mente a través de un estado meditativo inducido; con el propósito de liberarse de patrones de conducta habituales. La sanación espiritual del gong ocurre a través de la conexión que hace entre el oyente y el mundo que está más allá del cuerpo y la mente. Provee la misma clase de experiencia poco común y elevada que el adicto busca frecuentemente a través de las drogas.

En un incidente referido a mí por un pediatra en San Antonio que utiliza el gong en sus jóvenes pacientes - tal como es el caso de un joven que desarrolló el hábito por fumar – y quien posteriormente ya no sentía el impulso de fumar luego de asistir a una sesión de terapia con el gong.

Por varios años, el gong ha sido utilizado en programas para rehabilitar a drogadictos en el proceso de reconstrucción del sistema nervioso así también como abrirles una conexión espiritual. Ya en el año 1973, Yogi Bhajan y sus estudiantes comenzaron un programa en Tucson, Arizona llamado Superhealth (Supersalud), el que incorporó tecnología del Yoga Kundalini - incluyendo sesiones prolongadas con el gong - para tratar a miles de drogadictos. El programa fue acreditado por la Comisión Conjunta de Acreditación De La Organización de Salud y recibió su más elevado respaldo y elogios. En su primer año de operación, fue clasificado y distinguido entre el 10% superior de todos los programas de tratamiento a través de los Estados Unidos, con un récord de recuperación impresionante de un 91% de los casos tratados.

El poder de sanación espiritual del gong es tal vez comprendido de mejor forma por sus habilidades de crear una realidad trascendente poco convencional, así también como una conexión con una inmensidad mucho más allá del ser finito. En este espacio, incluso por los momentos más breves, el gong es un portal hacia lo que siempre ha existido y lo que siempre puede ser.

El uso del gong en la sanación es un campo emergente con nuevas y distintas aproximaciones en terapia musical, psicoterapia, asesoramiento espiritual e incluso cuidados quiroprácticos. Como el gong será integrado eventualmente en estas disciplinas abre todo un mundo de posibilidades. Ya existe un uso ancestral del gong para la sanación a través de la ciencia del yoga. Al trabajar de una manera sistemática en conjunto con prácticas del yoga ya existentes, podremos utilizar una aproximación a la sanación y transformación denominada Terapia Gong Yoga.

Terapia Gong Yoga

Todo aspecto del yoga posee un trasfondo terapéutico, dado que facilita el viaje de sanación hacia la Unidad. Del mismo modo, el sonido de un gong ejecutado de manera correcta también es un instrumento terapéutico para el auto descubrimiento y reintegración; puesto que crea un espacio para la auto absorción y unión a través de una corriente de sonido fundamental.

Si bien es importante el darse cuenta que el propósito principal - tanto en la práctica del yoga como de la utilización del gong – es lograr una auto-transformación e iluminación; ciertamente nosotros podemos permitirnos la auto sanación como un beneficio. Tal beneficio se disfruta desde el punto de vista de los emparejamientos terapéuticos de estas tecnologías ancestrales combinadas. La Terapia Gong Yoga formaliza la relación que existe entre varias prácticas del yoga con el sonido del gong; a fin de producir resultados específicos de sanación.

Una sesión de terapia gong yoga puede ser estructurada para despertar la intuición, despejar el pasado, balancear las emociones, alinear los Chakras, o incluso mejorar la digestión y eliminación de desechos. Todos los viajes de sanación pueden ser mejorados mediante la Terapia Gong Yoga. El practicante necesita construir diestramente una sesión de terapia, utilizando las herramientas aplicadas del yoga y el sonido para producir así los resultados esperados.

Las bases de la terapia empleando Gong Yoga

La práctica de la Terapia Gong Yoga comienza con las prácticas tradicionales del yoga tales como asanas, mudras, bandhas, paranayamas y mantras; para abrir así el flujo de energía y crear un estado de cuerpo-mente adecuado para el cambio y sanación. Mientras se está en este estado receptivo de conciencia producido por la práctica del yoga; el sonido del gong es utilizado para crear un estado extendido de meditación espontánea y relajación terapéutica. Esta última es la que facilita el movimiento de prana (energía vital de la vida) a través del cuerpo para la sanación. En lo que respecta a esto, el gong es solamente un instrumento que magnifica y concentra el poder de la práctica de yoga.

Mientras que la Terapia Gong Yoga puede existir sin el yoga, es la unión de las dos la que trae los beneficios de manera completa y fácilmente accesible.

La estructura de una sesión de Terapia Gong Yoga

La terapia con gong yoga puede ser llevada a cabo en sesiones individuales, clases grupales o como un taller de experiencias extenso. Debido a que existen incontables aplicaciones para la sanación en una sesión de terapia con gong yoga, el tiempo dedicado a esto puede ser acortado o extendido, y en donde la siguiente estructura es esencialmente la misma para todas las sesiones.

- **Revisión y Evaluación**

¿Cuál es tu público objetivo? ¿Qué necesidades y problemas tienen? ¿Cuál es el propósito de su sesión con ellos?
Una sesión personalizada de gong yoga puede ser estructurada para cumplir las necesidades de un individuo, o puede ser una sesión general adecuada para un grupo. En cualquiera de estos casos, se necesita un proceso de entrevista para determinar el

historial de la audiencia, si hay algún tipo de relación previa con el yoga o con el gong, si hay algún tipo de limitaciones - ya sean lesiones o medicamentos - que puedan afectar su participación; o si ya están en algún tipo de proceso de sanación y transformación personal.

- **Fijando los propósitos y expectativas**

¿Qué podemos esperar de esta práctica y terapia? ¿Cuáles son los resultados esperados? ¿Cómo podemos experimentar esta sesión de terapia de mejor forma?

El proceso de sanación comienza con la intención. Sugiera o guíe a su audiencia en el desarrollo de una intención para la sesión. También, prepare a las personas para la experiencia de practicar yoga y escuchar el sonido del gong. Si nunca han escuchado el sonido del gong anteriormente, permita que ellos lo observen a usted creando tales sonidos. Explíqueles como el gong y el yoga trabajan de manera conjunta. Entregue algún tipo de pista e instrucciones acerca de cómo disfrutar la sesión y de lo que pueda surgir como resultado de este trabajo. Mientras describe las expectativas para la sesión sea claro, afirmativo e inspirador.

- **Preparación para escuchar el Gong**

¿Cómo se puede experimentar de mejor manera el gong? ¿Qué es lo que se necesita para escucharlo de manera efectiva?

El gong es experimentado de mejor manera cuando nos encontramos en un estado de conciencia y relajación. La forma más fácil para la mayoría de la gente de ingresar a este estado es a través de la respiración. Enfatice el valor de la conciencia en la respiración y el cómo utilizar la respiración durante una sesión con el gong para mantener el hilo en la conciencia y la relajación consciente. Permítales a los oyentes cambiar de posición mientras escuchan al gong. Minimice cualquier tipo de incomodidades físicas, así como también de distracciones medioambientales tales como fluctuaciones en la temperatura, ruido exterior o movimientos innecesarios (como por ejemplo ir al baño antes y no durante la sesión). Si se usan audífonos en forma habitual, éstos deben ser desconectados totalmente y no solo reducir su volumen. Los ojos pueden estar cubiertos. Si existe una sensibilidad aguda al sonido, y si la persona está acostada, se puede colocar una manta cerca o alrededor de los oídos antes de iniciar la sesión. Para períodos de relajación prolongados mientras se está acostado de espalda, se podrían requerir varias capas de mantas, cojines o incluso colchonetas infladas con aire para que la persona esté acostada en forma cómoda.

- **Abriendo el espacio sagrado**

Una vez que el período de preparación y orientación para la sesión han concluido, tanto el maestro de yoga como el ejecutante del gong (puede ser la misma persona o 2 personas distintas), necesitan abrir el espacio sagrado para la sanación y el yoga; tanto para ellos mismos como para sus oyentes.

Idealmente, esto se efectúa mediante el sonido o un mantra. Si el estilo de yoga utilizado en la sesión de terapia tiene un inicio tradicional mediante un mantra o una invocación; éste debe ser explicado y luego utilizado con los oyentes. Si no hubiese un mantra tradicional para la apertura, se puede utilizar el sonido de AUM (o de manera alternativa, el sonido más centrado de ONG).

Dependiendo de las características del grupo, una oración también puede ser ofrecida con o en lugar de un mantra. El gong también puede ser tocado de manera suave una vez para abrir el espacio. A las personas se les otorga un período de tiempo para que recuerden sus intenciones y para que los maestros puedan centrarse en relación al gong y a la práctica del yoga.

- **Creando un mapa para el viaje**

Aunque no es esencial, algunos terapeutas del yoga del gong consideran útil para los participantes el "cartografiar" su bienestar actual ya sea físico, emocional y espiritual; para que estén bien encaminados antes de iniciar la sesión de ese momento. Esto provee de un punto de referencia para los participantes, así como de una sincronización para el trabajo a ejecutar.

Un mapa útil para algunas personas es hacerles llevar a cabo un escaneo corporal mientras se encuentran en un estado relajado. Esto es hecho simplemente dirigiendo la respiración y conciencia a distintas áreas del cuerpo y permitiendo que los participantes tengan tiempo de experimentar cualquier sensación en aquellas áreas.

Al final de este escaneo corporal, ellos pueden expresar su experiencia compartiéndola con un compañero o con el grupo, escribiendo en un papel, o incluso utilizando papel y lápices para dibujar sus experiencias.

- **Moviéndose hacia la respiración**

Dado que una sesión de terapia con el yoga del gong involucra el movimiento dirigido del prana (fuerza vital de la vida) mediante el sonido para llevar a cabo la sanación, una conexión temprana con la respiración debiera ser llevada a cabo al inicio de la sesión, empleando algunas prácticas de pranayamas simples.

Estas pueden ser un simple ejercicio de respiración consciente, respiración profunda o simplemente escuchando o contando la respiración. La respiración alternada de las fosas nasales (nadi shodhana) es altamente recomendable también, con o sin retención de aire, lo cual dependerá de la experiencia de los practicantes. Dependiendo del nivel de energía de los practicantes y el flujo de la sesión planificada, el ejercicio de respiración consciente puede ser llevado a cabo acostado, sentado o de pie.

- **Preparando el cuerpo físico**

Dependiendo del enfoque de la sesión, en esta parte se ejecutan una serie planificada de posturas (asanas) o secuencias predeterminadas del yoga (kriyas). Es en este punto donde la experiencia del maestro de yoga entra en juego en la selección y diseño de los ejercicios y movimientos; a fin de preparar el cuerpo físico para la sanación y relajación. Si el ejecutante del gong no es un instructor de yoga entrenado, debería contarse con la presencia de uno para guiar a los participantes a través de la práctica.

Si bien casi todas las prácticas equilibradas de yoga o de kriya (una secuencia planificada de ejercicios) mejorarán una sesión de terapia con el yoga del gong, idealmente debería estar diseñada para complementar el tema de la sesión. Por ejemplo, una sesión que trata con el cuerpo emocional puede tener posturas de yoga o kriyas que se centren alrededor del movimiento y ejercicios que trabajan en la vía de las caderas, el área del sacro y el segundo chakra. Una sesión que trata el enojo debería dirigirse a las áreas del corazón e hígado mientras que una sesión enfocada en la creatividad debería involucrar las áreas de la garganta o quinto chakra así también como el punto del ombligo o tercer chakra. El Yoga Kundalini tiene una multitud de kriyas terapéuticos específicos que pueden ser utilizados para una amplia variedad de asuntos y son altamente recomendados. Si no existe ningún foco terapéutico específico en la práctica física del yoga, entonces debería ser una práctica que movilice la energía a través del cuerpo y alivie la tensión; a fin de que la relajación pueda darse de manera natural y profunda. Incluso una simple serie de Saludos al Sol será de gran ayuda. La preparación para una relajación consciente es de una importancia suprema en esta sección, así como también lo es el alivio de la tensión física.

Dependiendo de la duración de la sesión y la habilidad de los practicantes, el uso de asanas y kriyas puede tomar entre 20 a 90 minutos. En el modelo terapéutico del yoga Panchamaya (5 koshas), esta parte de la sesión trabaja con el anamaya kosha (cuerpo físico).

- **Trabajando con la respiración y el sonido**

Para construir un puente que va desde el plano físico hacia la experiencia más sutil del sonido, la terapia del yoga con gong debe incorporar el trabajo de respiración con las posturas o, asignar un tiempo separado para pranayama al final de las prácticas de posturas.

Si los practicantes tienen experiencia en el trabajo con la respiración, entonces las prácticas de pranayama en las cuales la respiración es contenida luego de la inhalación (retención), comienzan a ralentizar y serenar la mente para ahondar aún más la experiencia del sonido. Téngase muy en cuenta que ciertas condiciones de salud (tales como una hipertensión sin tratamiento, glaucoma, problemas oculares, y congestión auditiva) están contra indicadas para la retención de la respiración. La mayoría de la gente, sin embargo, puede retener el aire de manera segura hasta por 10 segundos. En este caso, la práctica más sencilla sería inhalar por 5 a 10 segundos, mantener el aire por 10 segundos y luego exhalar por 10 segundos. Las meditaciones a través de la respiración en esta etapa también deberían ser benéficas.

Dependiendo de cuan prolongada sea la sesión, este trabajo dedicado a la respiración debería tomar entre 5 a 15 minutos. En el modelo del yoga terapéutico Panchamaya, esta parte de la sesión trabaja con el pranamaya kosha (respiración o cuerpo energético).

A continuación del trabajo de respiración, o de manera conjunta con este, tanto los mantras como los sonidos tonales pueden ser utilizados para llevar al practicante hacia el centro de los reinos del sonido. Escuchando muy atentamente los sonidos (mantras) lleva al oyente, en forma atenuada, hacia el poder del sonido para modificar y cambiar su estado de conciencia.

Dependiendo de la práctica y tradición, esto puede tomar la forma de meditación con mantras, la repetición de mantras simples tales como AUM o ONG o entonando con sonidos como: "LAAAAH", "MAAAAA" o "SAAAA". Esto puede tomar solamente un minuto o dos o se puede extender hasta 31 minutos. Trabajando con mantras y el sonido comienza a equilibrar el Manamaya kosha (La mente emocional o sensorial) en el modelo terapéutico Panchamaya.

- **Relajación y Meditación**

En este punto de la sesión, la preparación es prácticamente la misma para el oyente para ingresar ahora a un estado de meditación o relajación con el gong, tal como si fuese una clase regular de yoga. De hecho, es en este momento donde la práctica del Gong Yoga se efectúa de manera frecuente y se puede comenzar simplemente a tocar el gong en este punto; en la medida que el oyente haya meditado o se haya relajado para lograr así buenos resultados.

Sin embargo, en el modelo de Terapia Gong Yoga existe otra fase que es crucial en el logro de cambios terapéuticos auto-dirigidos: la práctica de Yoga Nidra o siesta yóguica.

Yoga Nidra

Una vez ingresado en la relajación después de la práctica de yoga, los participantes están listos para experimentar el estado terapéutico de Yoga Nidra, o "el dormir yóguico". En este estado de conciencia dirigida, la sanación y reintegración ocurren a un nivel del subconsciente así también como en un nivel inconsciente.

Los Yoguis utilizan la técnica de Yoga Nidra para purificar las impresiones profundas o "samskaras" individuales, el conducir las fuerzas kármicas que, generalmente, están ocultas detrás de muchas de nuestras acciones y condiciones. Esencialmente, el estado de Yoga Nidra permite un acceso a la mente que subyace bajo nuestro procesamiento normal, creando fantasías y una conciencia de imágenes. Esta es una herramienta excelente para atenuar y eliminar patrones de hábitos que son consecuencia de problemas físicos y/o psicológicos.

Una sesión de Yoga Nidra puede durar entre 10 a 20 minutos o alargarse hasta una hora. Aprender la práctica y el enseñar Yoga Nidra pueden obtenerse de varios libros acerca del tema; pero los métodos se ciñen esencialmente a las siguientes directrices:

- **Configurar o fijar una intención**: Al comienzo de una práctica de Yoga Nidra, el participante debe seleccionar una intención o resolución precisa, clara y positiva para la sesión. Esta resolución positiva se conoce como "sankalpa", palabra extraída del sánscrito y que significa resolución, libre albedrío o determinación. Esta es una herramienta básica en la iniciación del proceso de sanación a través del yoga para despertar energías sanadoras innatas. Un sankalpa típico sería: "Yo experimento una salud plena" o "Yo estoy libre de todo dolor".

- **Conciencia del cuerpo:** Mientras se encuentra en un estado de relajación posterior al establecimiento de la intención, la conciencia del participante es dirigida sistemáticamente a las diferentes partes del cuerpo. Mediante la "rotación" de la conciencia a través de todas las áreas del cuerpo de una manera automática y espontánea, se crea un estado cuerpo-mente para comenzar así el proceso de integración. Generalmente, una secuencia específica es utilizada para dirigir la conciencia del cuerpo, comenzando con la mano derecha, el lado derecho, moviéndose hacia el lado izquierdo, hacia la parte posterior del cuerpo, luego hacia la parte frontal del cuerpo, la cabeza, la cara, para dirigirse después hacia abajo; hacia las piernas. Los libros acerca del Yoga Nidra contienen la secuencia y rotación exactas que deben seguirse.

- **Conciencia de la respiración:** Posterior a la "rotación de conciencia", se establece una conciencia de la respiración, ya sea a través de contar o respirar en diferentes áreas o puntos del cuerpo. Esto despierta el flujo de prana y de energía en cada célula del cuerpo.

- **Conciencia de sensaciones y sentimientos:** Ahora los sentimientos y emociones son despertados, experimentados, y removidos a través de un enfoque dirigido a conceptos contrapuestos, tales como calor y frío, felicidad y tristeza, amor y miedo, luz y oscuridad. Esta contraposición de opuestos a través de las palabras o la imaginación permite un balance emocional, así también como una relajación e integración de los hemisferios cerebrales.

- **Visualización guiada:** La última etapa del Yoga Nidra involucra visualizaciones por el participante y que están basadas en sugerencias del instructor. Estas imágenes usualmente tienen una significancia universal y son arquetipos de la naturaleza (océanos, montañas, flores, símbolos poderosos o figuras icónicas). Estas imágenes o viaje dirigido pueden tener una relación definida al tema de la sesión de Gong Yoga, tales como la sanación del corazón o experimentar el perdón. Esta visualización desarrolla la concentración y despeja las distinciones entre la mente consciente e inconsciente, permitiendo un relajo completo. En este estado de relajación profunda, se inicia la siguiente fase de la Terapia de Gong.

- **El sonido del Gong:** Ahora el gong es introducido durante el estado profundo de Yoga Nidra. Nuevamente, y dependiendo de la intención de la sesión terapéutica, el gong puede ser utilizado en diferentes formas y para varios propósitos. Por ejemplo, varios ciclos de construir y soltar pueden ayudarnos a deshacernos de miedos; o un pulso suave alrededor del área del corazón del gong puede hacer surgir viejas emociones. Es aquí donde la habilidad intuitiva del Terapeuta de Gong Yoga tiene que ajustarse a las necesidades del participante o del grupo. Típicamente el gong será tocado por un periodo mínimo de 10 a 15 minutos o alargarse hasta 30 minutos o una hora. Se debe tener en cuenta que los participantes en esta etapa de la sesión de terapia están en un estado altamente alterado y receptivo de conciencia y nadie debería entrar o abandonar la habitación durante este tiempo.

- **Finalizando la sesión:** Con el último toque del gong, el silencio sobreviene entre uno y varios minutos. Muy suavemente, los participantes son traídos de vuelta a su respiración y cuerpo y les son recordados sus intenciones originales, o sankalpas, para la sesión. Ellos repiten mentalmente su resolución varias veces. La sesión se completa cuando los participantes mueven suavemente sus manos y pies y comienzan a estirar sus cuerpos. Permita que se tomen su tiempo para ponerse lentamente en la posición de sentados. Cierre la sesión con un sonido, un mantra, una oración o una bendición. Pídales que abran sus ojos.

- **Reconfigurar su mapa e integración:** Dependiendo del grupo, para la mayoría de la gente esta será una experiencia profundamente conmovedora, en donde pueden compartir sus experiencias con un compañero o con el instructor. Todos aquellos que escuchan se limitan solamente a escuchar sin emitir ningún juicio o comentario. Si es de ayuda a su procesamiento, también pueden escribir o dibujar sus experiencias. Antes de retirarse, debería haber un tiempo para una conversación normal y compartir algunos refrescos livianos que ayuden a los participantes a centrarse. Antes de retirarse, deben permanecer en la habitación en esta condición de despiertos durante al menos 15 minutos.

COMO TOCAR EL GONG: TÉCNICAS BÁSICAS

Tocar el gong en el yoga no es como tocar la mayoría de los instrumentos musicales. El propósito no es el entretenimiento, sino que transportar al oyente al interior de un reino no común y en donde la reintegración puede ocurrir. Consecuentemente, los conceptos de melodías, composiciones, secuencias musicales, notas musicales y afinación no son parte de cómo se toca el gong en el yoga, en la meditación y en la sanación. Si bien el gong puede ser orquestado para composiciones musicales, nosotros nos aproximaremos a tocar el gong en su condición de herramienta terapéutica del yoga; y no como un instrumento musical. Como resultado de lo anterior, para tocar el gong no se necesita tener un entrenamiento musical formal.

Tocar el gong en el yoga eventualmente se transforma en una expresión libre del estado intuitivo del ejecutante que es completamente único y frecuentemente irreproducible. Cuando se toca el gong para la meditación, relajación, sanación y transformación yóguica, el ejecutante no lee música, ni una partitura ni tampoco trabaja dentro de un marco musical con otros músicos. El gong se toca de manera solitaria, su voz es tan poderosa que solamente otros gongs podrían unirse, dado que sigue un sendero donde es más lo descubierto que lo guiado por el ejecutante.

El aprender a tocar el gong trata, principalmente, de aprender a que el gong se manifieste a través de la persona. Si bien se necesita entender las técnicas básicas, también es preciso aprender a escuchar lo que el gong requiere y dejar de lado el ego del ejecutante. Más que utilizar la mente inferior que busca agradar al ejecutante y al público, lo que usted necesita es aprender a escuchar la propia inteligencia discerniente o perceptiva (lo que los yoguis llaman la mente buddhi), de forma tal que se pueda guiar cada toque del mazo en la secuencia perfecta para el momento.

El aprender las técnicas para tocar el gong es relativamente simple en comparación a la mayoría de los otros instrumentos musicales. Se pueden aprender los aspectos básicos en cuestión de horas. Sin embargo, el desarrollar el estado mental intuitivo para tocarlo de manera efectiva, requiere que el practicante esté en un estado de yoga e integración que solamente proviene de la práctica personal y dedicada de la auto transformación.

Los primeros pasos

Hay tres cosas necesarias para tocar el gong: el gong mismo, un soporte o atril (aunque algunos gongs son reducidos en tamaño por lo que pueden sostenerse en la mano), y un palo o mazo para tocarlo.

Asumiendo que se tiene el gong sujeto con un soporte apropiado, que se tiene un mazo apropiado para el tamaño del gong y que este último esté posicionado de manera tal que pueda moverse libremente cuando se toca (Véase la sección de Selección y Cuidados del Gong), usted está listo para asumir la posición para tocarlo. Es aconsejable que usted se quite relojes, anillos y brazaletes antes de tocar el gong debido a que estos pueden rozarlo y/o rayarlo. También se recomienda quitarse los zapatos; además algunos ejecutantes encuentran que cubrirse la cabeza puede ayudar a enfocar la energía que se libera cuando se toca el gong.

Aproximación al Gong

El tocar el gong comienza antes del primer toque. Cuando es utilizado para el yoga, meditación y sanación, el gong es un instrumento sagrado. A través del tiempo todos los grandes ejecutantes han respetado el poder del sonido del gong. La actitud y la intención del ejecutante eran tan importantes como las técnicas o secuencias para tocar. Consecuentemente, el gong era considerado como un agente de transformación divina. Era considerado un privilegio el ser capaz de tocarlo, así como también el dar y recibir su energía sanadora. El gong era tocado con respeto por su poder, no como una forma de producir un sonido fuerte o impresionante. Si bien usted puede ser diestro con el gong, no juegue con él ni permita que sea golpeado de manera inapropiada.

Para comenzar cualquier sesión con el gong, el ejecutante debe centrarse a través de la meditación, oración, mantra o intención consciente. Tómese un momento para sentir la presencia de uno mismo y el gong, así también como la relación que existe entre usted y el instrumento. En ese momento permítase la oportunidad de que el gong lo guíe y permita que se manifieste a través suyo.

Posición para tocar el Gong

Si el gong está colocado sobre un soporte pequeño, usted deberá estar sentado al lado del gong. Si éste se encuentra suspendido desde un atril vertical, usted se parará a su lado. Siéntese o manténgase de pie al costado del gong de forma tal, que el brazo ejecutante (Dependiendo si se es zurdo o diestro), pueda moverse alrededor del cuerpo para así tocar el gong de manera frontal. En otras palabras, usted no se posiciona con el brazo ejecutante directamente al lado del gong.

Debe acercarse levemente hacia adelante de tal forma que usted pueda girar y quedar hacia el gong. Ahora usted se encuentra enfrentándolo parcialmente pero no bloqueándolo. Así entonces, usted debería estar lo suficientemente cerca para que el brazo ejecutante pueda alcanzar cómodamente el lado más alejado del gong con el codo aun levemente doblado. El ejecutante no debe estirarse excesivamente o cambiar su posición para alcanzar cualquier parte del gong. Un error común en los principiantes es sentarse o pararse en un punto demasiado alejado. Se debe ser capaz de posicionarse hacia delante y en un ángulo apropiado desde el costado; a fin de poder alcanzar todas las áreas en donde se toca el gong.

Sujetando el mazo

Para los principiantes los mazos tienden a sentirse pesados y es preciso fortalecer el brazo y muñeca para poder tocar por un periodo de tiempo prolongado.

El mazo debe ser tomado de forma tal que su peso pueda ser manipulado con la muñeca. Dependiendo del tamaño del mazo, el ejecutante podría tomar el mazo en la mitad más próxima a su cabeza. En la medida que la fuerza se desarrolla, usted puede tomar el mazo cerca de los dos tercios más alejados de su cabeza. Usted debe sujetar el mazo de manera que exista una sensación de equilibrio flotante a medida que mueva el brazo; y en donde el mazo pareciese no tener peso alguno.

Preparando el Gong

Antes de tocar el gong con el mazo, el gong debe ser puesto en movimiento tocándolo con el mazo o con los dedos cercanos al borde varias veces, pero casi sin emitir sonido alguno. No se requiere de mucho esfuerzo; algunos de los gongs más grandes en los templos del Japón son inicialmente "entibiados" o puestos en vibración simplemente mediante el pulgar humedecido del sacerdote.

Estos toques suaves o de preparación son necesarios para configurar el gong en condición de vibrar. Si el gong es tocado sin estar iniciado o preparado, la energía del primer toque se diluye al colocar el instrumento en vibración. Consecuentemente, el sonido inicial no será ni cálido ni envolvente.

Tocando el Gong

El término musical para tocar un instrumento de percusión como el gong con un mazo se denomina "ataque". Esta palabra se comprende de mejor manera mirando sus orígenes pues proviene de la palabra "adjuntar" o conectar. Más que pensar que este "ataque" es un acto agresivo de un objeto por sobre el otro, se trata realmente de adjuntar, o unir el mazo con algo. El como nosotros adjuntemos o "acoplemos" (yoga) el mazo con el gong determina si tenemos una unión perfecta o un matrimonio de sonido sin gracia por parte del productor del sonido (mazo) y el emisor de tal sonido (gong).

Lo importante es nunca ejecutar un "ataque" directo con el mazo en el gong. Nunca se debe golpear el gong de manera directa con el mazo. Un golpe directo del gong con el mazo produce un sonido chocante y alarmante que destruye los sobretonos y atenúa el movimiento.

En lugar de eso, el mazo se cambia sutilmente de dirección al tocar la superficie del gong al momento de tocarlo (o ataque), con el propósito de producir un sonido más pleno. Mientras el mazo se aproxima al gong, debe ser girado ligeramente hacia arriba o hacia abajo con la muñeca para producir un impacto en ángulo, tal como si estuviese rebotando en la superficie del gong. Esto crea una libertad de movimiento ya que la cabeza del mazo no se mantiene firmemente en la superficie y se pueden crear las armonías correspondientes.

De manera similar, el gong nunca es impactado directamente en el centro con el mazo ya que esto también amortiguará el movimiento y destruirá los sobretonos. Cuando se toca hacia el centro, el mazo se mueve fuera de centro al momento del impacto y lo impacta nuevamente en ángulo.

El movimiento del mazo generalmente proviene desde el hombro y la muñeca. El codo puede estar ligeramente doblado o involucrado indirectamente; pero el movimiento nunca proviene directamente del codo ya que esto crea un sonido de golpeteo que es muy difícil de controlar. El mazo se mueve en un arco de manera sutil desde el hombro que termina con un arco más pequeño efectuado por la muñeca, justo antes del impacto.

Si bien el movimiento del hombro controla la dinámica del sonido, el arco efectuado con la muñeca es el más importante; puesto que controla la calidad del sonido que se produce. El ángulo del arco de la muñeca es la forma fundamental de controlar y tocar el gong.

El ángulo de la cabeza del mazo puede moverse de manera ascendente en un toque en ángulo o de manera descendente mientras impacta al gong. Estos golpes ya sean ascendentes o descendentes son fundamentales en la medida que se aprende a efectuar distintos tipos de sonidos. Por ahora, usted debe procurar que, mientras toma contacto con el gong, el mazo pueda moverse en cualquiera de las dos direcciones.

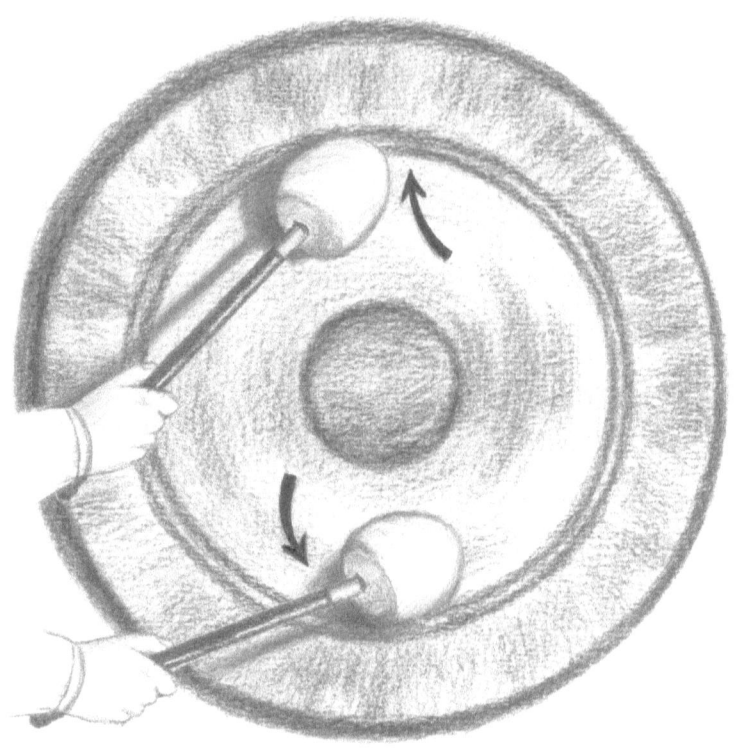

COMO IMPACTAR EL GONG

El mazo impacta con un ángulo ascendente mediante el giro sutil de la muñeca hacia arriba justo antes del momento del impacto. El mazo impacta con un ángulo descendente con un giro sutil de la muñeca hacia abajo justo antes del momento del impacto.

SESIÓN DE PRÁCTICA # 1:
El toque del mazo

En esta sesión usted practicará el toque básico del mazo. Tome y sostenga el mazo de tal forma que pueda ser girado fácilmente usando la muñeca.

Práctica: El toque ascendente

Comience por tocar la mitad superior del gong que se encuentre más alejada. Mientras mueve el mazo hacia el gong, ejecute un pequeño arco ascendente con la muñeca a medida que impacta la superficie. La muñeca se gira hacia arriba de tal forma que la palma apunte hacia el cielo. Ejecute esto varias veces, hasta que se sienta como un suave rebote en ángulo. Recuerde que no es necesario impactar de manera contundente o mantener contacto con la superficie. A medida que practica este toque ascendente, comience a practicar cuanto debe girar o mover la muñeca. Siéntase libre de moverse y reposicionar el cuerpo para efectuar esta maniobra de manera fluida.

Práctica: El toque descendente

Comience tocando en la mitad inferior del gong que se encuentre más alejada. En la medida que mueva el mazo hace al gong, muévalo en un pequeño arco descendente con la muñeca mientras que impacta en la superficie. La muñeca se gira hacia abajo y la palma apunta hacia el suelo. Ejecútelo varias veces, hasta que se sienta como un suave rebote en ángulo. Fíjese que el movimiento del hombro y el brazo difieren ligeramente de los movimientos de un toque ascendente. Recuerde que no es necesario impactar de manera contundente o mantener contacto con la superficie. En la medida que practica el toque descendente, comience a practicar cuanto debe girar o mover la muñeca. Siéntase libre de moverse y reposicionar el cuerpo para efectuar esta maniobra de manera fluida.

Práctica: Alternando los toques

Ahora comience a alternar entre un toque ascendente en la mitad superior del gong y con un toque descendente en la mitad inferior del mismo. Toque solo unas pulgadas más arriba y más abajo de la línea central. Ajuste la posición del cuerpo de forma tal que ambos toques puedan ser ejecutados de manera cómoda. Comience a tomar nota y a diferenciar los distintos sonidos producidos por un toque ascendente y los de un toque descendente.

Práctica: Deteniendo el gong

Para detener el sonido y el movimiento del gong, mantenga la cabeza del mazo cómodamente contra la superficie del gong, de forma tal que no se pueda mover y la vibración se detenga. Esto se denomina enmudecer el gong y es utilizado para silenciar el sonido. Practique el enmudecimiento del gong al final de la sesión de práctica.

Práctica: Tocando en la aproximación

A medida que se toca el gong, el ejecutante será capaz de percatarse que, como producto de los impactos, se desarrolla un vaivén natural al mover el mazo hacia atrás y hacia delante. Comience a tocar en distintas áreas del gong (al centro, en el área media y en el borde), hasta que el gong entre en un vaivén natural. Ahora practique impactándolo mientras éste se mueve hacia delante. Preste atención al sonido que produce. Observe lo que sucede con la intensidad del vaivén. ¿Es el sonido más fuerte? ¿Aumenta o disminuye el vaivén?

Práctica: Tocando en la partida

Ahora comience a impactar el gong mientras que, producto del vaivén, éste se aleja de su cuerpo. Tome nota del sonido que este produce. Observe que es lo que sucede con la intensidad del vaivén, ¿Es el sonido más fuerte? ¿Aumenta o disminuye el vaivén?

Práctica: Estabilización del gong

Usted podrá percatarse como el gong puede balancearse de manera excesiva de un lado hacia otro, se tambalea fuera de centro, y/o se mueve de manera excesiva hacia delante y hacia atrás. Cuando el gong comienza a moverse de manera errática o extrema, usted no será capaz de controlar la calidad del sonido y necesitará estabilizar el movimiento y ralentizar el vaivén. Para estabilizar el gong, impáctelo mientras éste se mueve hacia delante con un contacto ligero del mazo en contra de la superficie. Impáctelo en aquellas áreas donde más se mueve (ya sea en los costados o en sus partes superior o inferior), y hacia el borde para maximizar el torque correctivo.

LAS AREAS PARA TOCAR EL GONG

La superficie del gong está dividida en tres zonas para tocar: el centro, el área media y el área del borde. En algunos gongs, estas áreas se ven claramente delimitadas por el acabado de su superficie. El centro aparece como un sol con un diámetro de aproximadamente un cuarto del tamaño total del gong. El área del borde es ligeramente áspera y su grosor es de apenas un par de pulgadas. El área media entre el borde y el centro es el área de mayor superficie, a veces ésta se encuentra con un color más claro que el color del borde, pero con un color más oscuro que aquél del centro. Cada área produce un sonido de distinta calidad cuando es percutida.

Si bien todas estas áreas pueden tocarse de manera libre, el gong nunca debe ser impactado en el borde mismo o directamente en su centro. Recuerde que el centro siempre debe ser impactado ligeramente fuera de centro (la única en excepción a esto es un gong afinado que es dirigido con un centro más elevado).

Impactar el gong cerca del centro produce un sonido rico, duradero y entrega un sonido casi de una nota fundamental contundente. Impactar en el área media, entre el centro y el borde produce un sonido profundo, completo, de dinámica ascendente, nutrido y complejo. El impactar el área del borde produce un sonido aéreo y parecido a un rugido; y son tonos que trascienden cualquier escala específica.

Aunque los gongs son impactados generalmente en las tres áreas para producir una amplia variedad de sonidos, cada gong tiene uno o más puntos ideales para ser tocados y que producen su calidad de sonido más característica y óptima. Éstos puntos son considerados generalmente como "puntos dulces" donde el impacto por parte del mazo produce un sonido más agradable. La posición de este "punto dulce" varía de un gong a otro y puede depender del tamaño y afinado del gong y/o también de su fabricación individual. Sin embargo, y de manera atípica, este punto dulce se ubica generalmente en el triángulo inferior del área media del gong.

En la medida que el gong es tocado, éste comenzará a moverse hacia adelante o hacia atrás (e incluso de un lado a otro) en una danza rítmica. Si este vaivén o movimiento se torna exagerado o difícil de controlar, tal movimiento puede ser ralentizado al tocar el área del gong que se mueve hacia el ejecutante y a medida que éste se aproxima. Nuevamente, el impacto debe ser en ángulo y no de manera directa.

Si se desea aumentar el volumen del sonido, impacte el gong a medida que se acerca a usted; para disminuir tal volumen impacte el gong a medida que éste se aleja de usted.

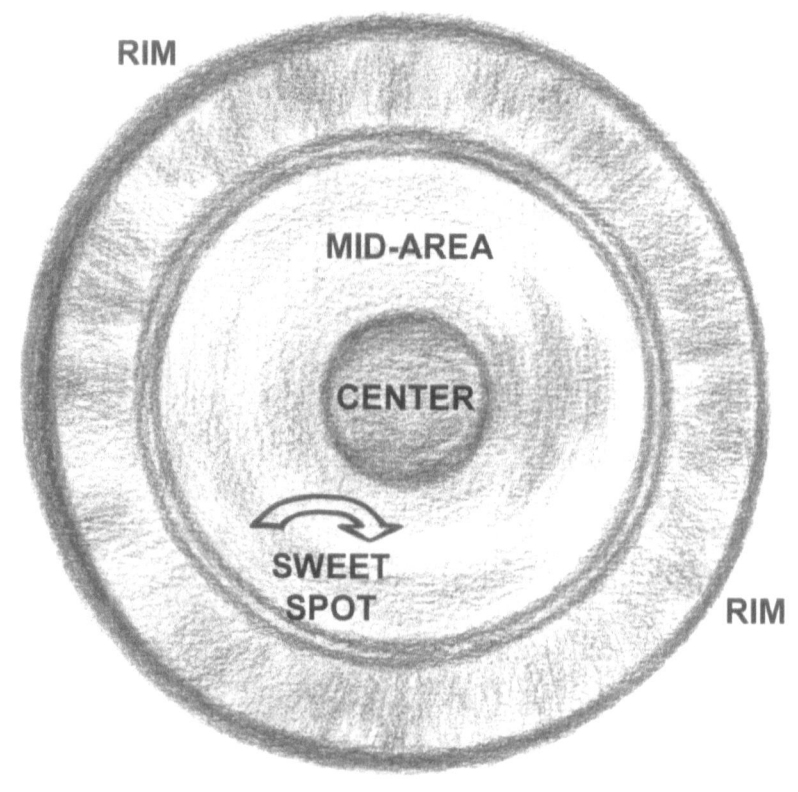

LAS AREAS PARA TOCAR EL GONG.
Las tres áreas estándar para tocar el gong y un "punto dulce" que frecuentemente varía de un gong a otro.

SESIÓN DE PRÁCTICA # 2
Explorando las áreas del gong

En esta sesión usted aprenderá las distintas áreas de impacto del gong y los sonidos resultantes.

Práctica: Explorando el centro, área media y el borde

Colóquese en su posición cerca del gong y, con la cabeza del mazo, toque el centro, el área media y el borde. Comience tocando, mediante un golpe ascendente del mazo, la parte superior del centro (justo antes del límite con el área media). Alterne esto con un toque descendente en la parte inferior del centro. Mueva el mazo hace delante y hacia atrás, desde la parte superior del centro hacia el equivalente inferior de tal centro. Todo esto mediante un golpe ascendente en la parte superior y con un golpe descendente en la parte inferior del centro. Escuche el sonido que se produce en el centro del gong y como difiere del sonido producido en el área superior de su equivalente inferior. Siempre recuerde que nunca se debe impactar el gong justamente en el centro. Ahora amortigüe el sonido del gong manteniendo la cabeza del mazo en contacto con el centro.

Explore el área media impactando con el mazo entre el centro y el borde. Utilice un toque ascendente en el área media superior y un golpe descendente en el área media inferior. Muévase alrededor de toda el área media desde adentro hacia afuera del círculo y el borde, y luego escuche la calidad del sonido que se produce. Después de unos momentos atenúe el sonido del gong colocando la cabeza del mazo en el centro.

Ahora desplácese hacia el borde del gong. Algunos ejecutantes avanzados pueden golpear el borde para un efecto específico, pero los principiantes deberían tocar el borde interno. Ahora comience tocando la parte interior del borde que esté más alejada de usted, nuevamente utilizando un toque ascendente en la mitad superior del gong y un toque descendente en la mitad inferior del gong. Muévase varias veces completamente alrededor del borde en el sentido de las manecillas del reloj y también, alternadamente, en el sentido inverso. Una vez concluido todo esto, atenúe el sonido del gong manteniendo la cabeza del mazo en contacto con el centro.

Práctica: Encontrando el punto dulce

Colóquese en posición cerca del gong y ubique el tercio inferior del área media del gong. Explore esta región impactando el gong con un toque a la vez y escuche atentamente el sonido que se produce. Desplácese algunas pulgadas desde el último punto de impacto y toque nuevamente. Continúe de esta forma a través del área media inferior en ambos lados del gong hasta que se descubra en qué lugares se produce un sonido envolvente, enriquecedor y resonante con tales impactos. Este es el "punto dulce". Atenúe el gong y comience a practicar impactando en este punto dulce con variadas intensidades y ritmos mientras escucha atentamente los sonidos que se producen. Incluso es posible que encuentre un segundo "punto dulce" en su exploración de otras áreas de su gong. Generalmente, el punto dulce de un gong está ubicado aproximadamente dos tercios fuera de centro y hacia la parte inferior.

Puntos de percusión

Ahora que usted ha experimentado las tres áreas mayores del gong, puede explorar buscando puntos específicos de impacto en el gong y conocidos como puntos de percusión. Un punto de percusión produce un sonido distintivo cuando éste se impacta. Estos puntos de percusión son iguales en todos los gongs y sirven como referencia para indicar donde el mazo debe impactar.

Piense en el gong como un reloj dividido en 12 áreas, una para cada hora. La posición de las 12 es la que está ubicada en la parte superior del gong (de manera más precisa en la parte superior del área media del gong y debajo del borde). La posición de las 6 es la parte inferior, nuevamente arriba del área del borde. Las otras posiciones van alrededor de la parte externa del área media del gong de tal forma que existen 12 puntos o áreas localizadas en donde se puede impactar. Al medio del gong existe una posición cero y en donde la parte superior central (antes que comience el área media) es conocida como "Cero Hacia Arriba" y la parte central inferior es conocida como "Cero Hacia Abajo". Por lo tanto, ahora tenemos un total de 14 puntos de percusión en el gong (incluyendo los dos puntos "cero" centrales), en donde ocurren la gran mayoría de los impactos con el mazo.

En la medida que estos puntos se utilicen se descubrirá que cada uno produce una calidad de sonido distinta y, cuando se tocan en la secuencia apropiada, crearán una muralla complementaria de sonidos.

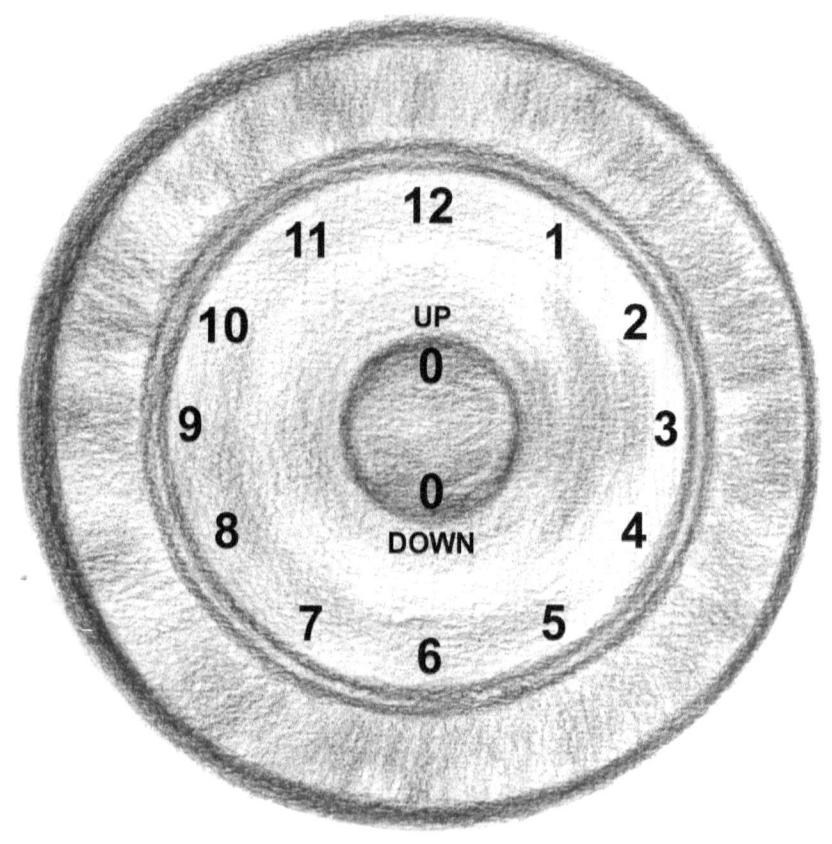

PUNTOS DE PERCUSIÓN EN EL GONG

Los puntos de impacto específicos en un gong (puntos de percusión) están diseñados como un reloj con dos puntos centrales: 0 Hacia Arriba y 0 Hacia Abajo.

Para el principiante es útil el pensar en los puntos de percusión del gong como divididos por una línea horizontal a través de este "reloj" desde el punto 3 hacia el punto 9. Los puntos arriba de esta línea horizontal (1, 2, 10, 11, 12) son generalmente tocados con un toque ascendente del mazo. Los puntos ubicados abajo de esta línea central (4, 5, 6, 7, 8) son generalmente tocados con un golpe descendente del mazo. Los dos puntos horizontales centrales (3 y 9) son tocados de manera ascendente o descendente dependiendo si el ejecutante es zurdo o diestro. Si el ejecutante de es diestro, el punto 9 es tocado con un toque descendente y el punto 3 es tocado por un toque ascendente. Se puede invertir el tipo de golpe ascendente y el descendente si el ejecutante es zurdo. El punto 0 Hacia Abajo, justo debajo del centro, es impactado con un toque descendente y el punto 0 Hacia Arriba ubicado justo arriba del centro, es impactado con un toque ascendente.

Estas formas de tocar "hacia arriba" y "hacia abajo", que están basadas en los puntos de percusión son muy útiles para aprender a tocar el gong. En la medida que usted entienda cómo se opera con el sonido del gong, podrá invertir los toques ascendentes y descendentes para lograr un efecto particular en un punto de percusión determinado. Por ejemplo, cuando se toca un punto de percusión que tradicionalmente se toca con un golpe descendente, se impactase con un golpe ascendente; lo que usted cambiará es la calidad de su energía mediante el aumento de su frecuencia. Del mismo modo, si se toca de manera "descendente" un punto de percusión que usualmente se toca de manera "ascendente", se disminuirá su frecuencia si tal es el efecto que se necesita.

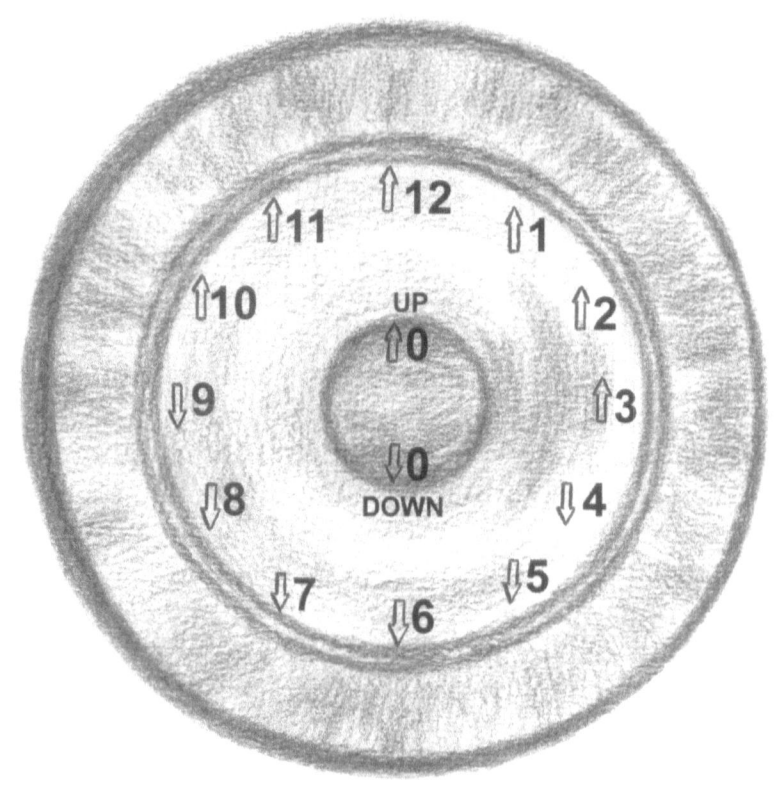

PUNTOS DE PERCUSIÓN Y DIRECCIÓN DEL GOLPE DEL MAZO

Cada punto de percusión es asociado a un toque ascendente del mazo, indicado con una flecha apuntando hacia arriba ubicada al lado del número; o con un toque descendente indicado por una flecha apuntando hacia abajo ubicada al lado del número. Nótese que existe tanto un toque ascendente como un toque descendente asociados con los dos puntos "0" centrales.

SESIÓN DE PRÁCTICA # 3
Tocando los puntos de percusión

En esta sesión de práctica usted se familiarizará con los toques del mazo para los distintos puntos de percusión.

Práctica: Puntos de toques ascendentes

Colóquese en su posición y localice los puntos de impacto ascendentes en el gong: los puntos 1, 2, 3, 10,11 y 12. Ahora impacte cada uno de estos puntos de percusión con un toque ascendente a medida que se desplaza alrededor del gong, aunque sin seguir ningún orden en particular. Escuche el sonido que cada punto de percusión produce y familiarícese utilizando un toque ascendente en estas zonas.

Práctica: Puntos de toques descendentes

Atenúe el sonido del gong y ahora ubique los puntos de impacto descendentes en el gong: las zonas 4, 5, 6, 7, 8 y 9. Ahora impacte cada uno de estos puntos de percusión con un toque descendente y muévase alrededor del gong sin seguir un orden en particular. Escuche el sonido que cada punto de percusión produce y familiarícese utilizando un toque descendente en estas zonas.

Práctica: Puntos centrales

Apague el sonido del gong y ubique los puntos de percusión "0" en el gong, el punto superior "cero" (arriba del centro) y el punto inferior "cero" (abajo del centro). Ahora toque el punto 0 Superior con un golpe ascendente y luego toque el punto 0 inferior con un toque descendente. Escuche la diferencia sutil en sonido que existe entre cada punto 0 y comience a alternar el tocar el punto 0 superior y el punto 0 inferior con golpes ascendentes y descendentes respectivamente.

Designando una secuencia de toques

Inicialmente los puntos de percusión nos proveen de un lenguaje musical para describir cómo se toca el gong. Por ejemplo, si se desea tocar el punto de percusión 3 y luego el punto de percusión 6, se puede denotar aquello con la secuencia "3-6". De esta manera los puntos de percusión son utilizados para indicar la ubicación del mazo y hacen las veces de la notación musical estándar.

Otro ejemplo es si se desea impactar en primer lugar el gong en el punto de percusión 2, y luego en el punto de percusión 8, para luego impactar nuevamente el punto 2 y después otra vez el punto 8 y, finalmente, el punto 6. Esta secuencia se denota como 2-8-2-8-6.

Los dos puntos de percusión 0 centrales son distinguidas como 0 hacia arriba y 0 hacia abajo; de tal forma que una alternancia en tocar estos números será especificada como "0-Arriba-0-Abajo-0-Arriba-0-Abajo". Recuerde que todos los otros puntos de percusión tienen un tipo de impacto predeterminado, sea ascendente o descendente, el cual no necesita ser especificado explícitamente. El punto 12 generalmente con un toque ascendente simplemente se especifica como "12". Si se desea revertir el toque ascendente normal en el punto 12 e impactar este punto con un golpe descendente, entonces se debe especificar de manera explícita que es "12-Abajo".

Se utilizará la notación de puntos de percusión a lo largo de este y el capítulo siguiente, para así indicar en dónde se impacta el gong a medida que se practica.

Creando una secuencia de sonido

Cuando se toca el gong siempre habrá, vale decir en todo momento, una secuencia formal o intuitiva de toques. No existen golpes "al azar" ya que cada toque sucesivo debe realzar, complementar, contrastar o respaldar el toque previo. Sin una secuencia aplicada o natural, solo se está aporreando el gong.

En general, el tocar el gong consiste en múltiples secuencias de corta duración tejidas conjuntamente a lo largo de la sesión. Si bien usted podrá componer una sesión de 30 minutos de duración arreglada meticulosamente como una secuencia compleja de cientos de puntos de percusión; en realidad esto no refleja la composición en tiempo real y su ejecución intuitiva de la mayoría de los ejecutantes del gong. La mayoría de las ejecuciones está construida alrededor de secuencias de 1 a 8 puntos de percusión y que son repetidas a lo largo de la sesión.

En la medida que usted aprenda más del estado intuitivo, "descubrirá" nuevas secuencias, que luego empleará de manera automática en su estado de ejecución espontánea. Piense en estas secuencias como frases o mantras de sonidos individuales que funcionan juntos, para crear un efecto que entra en la consciencia del ejecutante según sea necesario.

Sesión de Práctica # 4
Tocando secuencias

Para desarrollar una habilidad intuitiva secuencial que provenga de la experiencia, echemos un vistazo a algunas secuencias estándares que se pueden practicar para así adquirir destreza y entendimiento.

Práctica: Tocando alrededor de la superficie del gong

Una manera simple de construir una secuencia es tocar alrededor de la superficie del gong y en sus cuatro mayores puntos de percusión: 3, 6, 9 y 12. Esta es una secuencia equilibrada que abarca las cuatro mayores áreas de sonido. Tocando alrededor de la cara del gong en esta secuencia tiene el efecto de construir y reunir energía. La secuencia de ejecución es denotada como "9-6-3-12". En otras palabras, primero se impacta el punto de percusión 9, luego el 6, luego el 3 y finalmente el 12. Se utilizan los toques ascendentes o descendentes correspondientes (9 hacia abajo, 6 hacia abajo, 3 hacia arriba, 12 hacia arriba) luego proceda a impactar alrededor de la superficie del gong con esta secuencia de cuatro puntos de percusión.

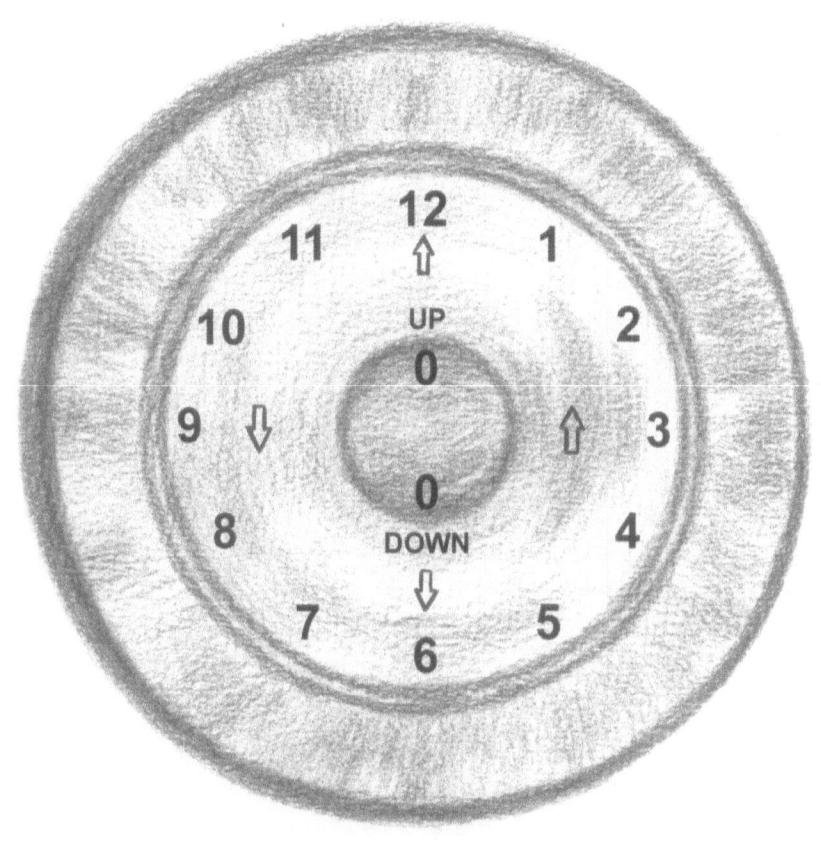

SECUENCIA DE EJECUCIÓN DEL GONG
Las flechas que se muestran cerca de los puntos de percusión ilustran cómo cada punto es tocado de manera descendente o ascendente con el mazo. La simple secuencia de 4 puntos de percusión (9-6-3-12), ilustra cómo se toca el gong alrededor de su superficie.

Práctica: Tocando los puntos diagonales

Ahora toque los puntos diagonales del gong. Las secuencias de puntos diagonales primarios son 2 y 8 ("2-8") y 10 y 4 ("10-4") y los pares diagonales 1-7 y 11-5 son las secuencias de puntos diagonales secundarios. El tocar secuencias de puntos diagonales puede tener el efecto de liberación y movilización de energías bloqueadas. Primero impacte la zona 2 (ascendente) y luego la zona 8 (descendente). Luego de algunas repeticiones, toque la zona 10 (ascendente) y luego la zona 4 (descendente) durante algunos ciclos. A veces el tocar puntos acentuadamente puede causar que el gong tenga un efecto de tambaleo y producir un sonido como "wha-wha" que se acople y que puede ser efectivo para crear la experiencia de expansión y contracción. Alternativamente, también puede crear un movimiento fuera de balance que puede ser difícil de controlar; por lo que se recomienda proceder de manera cautelosa cuando se tocan puntos diagonales en forma muy entusiasta. Finalmente, alterne los golpes en las secuencias "2-8" y "10-4" durante unos ciclos. Existen 2 secuencias típicas de puntos de percusión; vale decir uno de los bloques constructivos más comunes o cimientos para crear secuencias.

Práctica: Múltiples toques en puntos únicos

Es bastante común que el mismo punto de percusión pueda formar una secuencia en sí misma con impactos múltiples. Esta es una manera efectiva de bloquear la mente y dirigir la energía. Mientras más larga es la secuencia, más poderosa puede llegar a ser o, al sobre extenderla, finalmente disminuirla. Para un máximo contraste en el sonido, impacte los puntos 6 y 12 de la siguiente forma: "6-6-6-6" y luego "12-12-12-12". Pruebe cada secuencia de manera individual y luego alterne las dos secuencias. Ahora utilice una secuencia de 2 toques en los puntos 3 y 9 de la siguiente forma: "9-9" y luego "3-3". Tóquelos de manera individual por unos cuantos ciclos y luego alterne entre estas dos secuencias.

Práctica: Enlazando secuencias

Ahora tome varias secuencias y enlácelas entre sí. Toque esta secuencia de puntos de percusión en el siguiente orden:

9-6-3-12
0-Arriba-0-Abajo
9-6-3-12
12-12-12-12
0-Arriba-0-Abajo
6-6-6-6-6-6-6-6

Si se desea extender esta práctica, repita cada secuencia 2 a 4 veces antes de pasar a la secuencia que sigue. Varíe el número de repeticiones para las distintas secuencias y experimente el sonido que se crea.

Intensidad y volumen

El tipo de sonido del gong depende principalmente en donde este es impactado (puntos de percusión y áreas) y como éste es impactado (intensidad y ritmo).

La intensidad se refiere al efecto producido por la fuerza con que el gong es tocado (tal como se mencionó previamente), si el gong se aleja o se acerca al mazo. La cabeza del mazo misma también puede afectar la intensidad o dinámica. Una cabeza más grande produce un sonido más distintivo (y más elevado) que una cabeza acolchada. Algunos ejecutantes tienen los 2 tipos de mazos para regular la intensidad.

Un error común entre los principiantes es tocar demasiado fuerte, producto de un error en la consideración del impacto y como éste se genera rápidamente con el movimiento del gong. Generalmente, es mejor tocar de manera suave mientras se esté aprendiendo. Por el contrario, un gong tocado fuerte de manera apropiada puede tener efectos terapéuticos profundos, por lo que es esencial conocer el cómo y cuándo incrementar la intensidad.

La manera más efectiva de construir la intensidad es a través de impactos repetidos en el mismo punto y permitiendo que la onda natural del sonido se incremente a sí misma. Estos impactos de manera repetitiva construyen un nivel constante de intensidad y llegan a ser autosustentable. Por otro lado, un impacto poderoso y bien dirigido puede crear un punto penetrante de intensidad que lleva al oyente a un reino completamente nuevo de sonido y ser. Cuando se ejecuta de manera correcta, esta forma de tocar como el "rayo" puede ser extremadamente efectiva. También puede tornarse extremadamente aplastante y perjudicial cuando se ejecuta de manera inapropiada. Recuerde que, para la mayoría de las personas el gong ya suena fuerte debido a su presencia imponente. Por lo tanto, se deberá proceder de manera juiciosa con su volumen.

Sesión de Práctica # 5
Controlando el volumen

Ahora debemos experimentar con la creación de distintas experiencias de sonido, mediante el aprendizaje del control del volumen del sonido del gong y empleando diversas técnicas.

Práctica: Controlando el volumen a través del impacto
Ubique el punto dulce en el gong e impacte suavemente. Deje que el sonido se desvanezca de manera natural. Espere a que esté casi en silencio. Ahora vuelva a tocar el mismo punto con un impacto ligeramente más fuerte (recuerde que el mazo siempre debe impactar en un ángulo al gong y nunca de frente). Deje que el sonido aumente y desaparezca naturalmente. Nótese como las ondas de sonido duran un instante más. Ahora impacte el mismo punto con fuerza. Nuevamente experimente como el sonido va aumentando y decayendo.

Mueva el mazo a otro punto de percusión de su elección y repita la secuencia: impacto suave, impacto firme e impacto contundente.

Ahora desplácese alrededor de la superficie del gong e impacte los puntos de percusión 3-6-9-12 de manera suave y en secuencia. Repita, con un impacto suave y varias veces, alrededor de los puntos de percusión 3-6-9-12.

Continúe esta secuencia ahora con un impacto firme en los mismos puntos. Trate de mantener el ritmo y la velocidad constantes.

Ahora atenúe el gong y comience la misma secuencia 3-6-9-12 con un impacto contundente. Fíjese cómo la intensidad puede salirse de control fácilmente a medida que el sonido se incrementa sobre sí mismo. Atenúe el gong cuando sea necesario.

Con el paso del tiempo, usted descubrirá la fuerza apropiada necesaria para producir la intensidad que se desea.

Práctica: Controlando el volumen a través de la repetición

Seleccione un punto de percusión único para tocar una y otra vez con un impacto suave, casi como si se estuviese variando el ángulo del gong. Mantenga un ritmo de impactos que sea estable sin variar la velocidad o el ritmo. Tome nota como los impactos de manera repetitiva construyen la intensidad en el transcurso del tiempo. Aumente la fuerza del impacto y continúe tocando de manera repetitiva en el mismo lugar. Atenúe el gong y luego desplácese hacia otro punto de percusión y repita los impactos a un ritmo consistente para aumentar así la intensidad. Fíjese cómo se puede construir la intensidad rápidamente a través de las repeticiones, sin necesidad de incrementar la fuerza del impacto.

Ahora se practicará aumentando y disminuyendo la fuerza del impacto en la medida que se impacta el mismo lugar una y otra vez. Toque en un lugar con un ritmo consistente hasta alcanzar un sonido moderado. Ahora comience a impactar de manera suave el mismo lugar una y otra vez. Después de un momento, comience a disminuir la intensidad mediante impactos suaves repetidos. Un impacto, suave en un lugar puede disminuir el sonido creado por un impacto más fuerte. Intente esto en varias áreas del gong.

Es importante experimentar como un impacto hecho de manera precisa o de manera repetitiva puede ser utilizado para dejar quieto el gong cuando éste estuviese vibrando de manera considerable. Esta es una técnica importante para practicar, porque le permite al ejecutante jugar con la intensidad de manera ascendente o descendente de una forma fluida sin necesidad de atenuar el gong. Esta habilidad de aumentar o disminuir la intensidad a través de impactos repetitivos es una herramienta valiosa de conocer y usar en la medida que se aprenden técnicas más avanzadas de tocar el gong.

Práctica: El impacto del "Rayo"

Un sonido poderoso puede ser creado por un impacto único en el gong, muy parecido al impacto de un rayo seguido posteriormente por el sonido del trueno. Haciendo una analogía con el relámpago, el toque del rayo es más efectivo cuando se ejecuta mediante un golpe seco, rápido decisivo. Este debe ser ejecutado cuando el gong se encuentra en movimiento y desplazándose hacia usted. Un impacto de estas características en un gong estático puede romper y dispersar la energía y el sonido, por lo que debe ser evitado. Dado que éste es el volumen "más fuerte" que se puede obtener con el gong; debe ser utilizado sabiamente y en contraste con otros niveles de sonido.

Comience con un impacto que sea suave a firme en los puntos de percusión alrededor de la cara del gong, en la secuencia 3-6-9-12. Luego de varias repeticiones en esta secuencia, ejecute un impacto fuerte arriba del centro del gong (en el punto 0-Arriba). Inmediatamente retome la secuencia 3-6-9-12 durante otras tres repeticiones y nuevamente ejecute un impacto fuerte; esta vez abajo del centro del gong (en el punto 0 Abajo).

Practique de esta manera tocando la secuencia 3-6-9-12 con numerosas repeticiones y alternando un impacto del rayo entre los puntos 0-Arriba y 0-Abajo. Recuerde que la cabeza del mazo siempre impacta en un pequeño ángulo o arco, y nunca de manera directa. Esto es especialmente importante con el impacto del rayo.

Otra forma de practicar es tocar los puntos diagonales 2-8 una y otra vez con un impacto entre ligero y firme y luego impactar ambos puntos con un impacto del rayo en una sucesión rápida. Como regla general, el impacto del rayo rara vez es ejecutado en el mismo punto en una sucesión rápida debido a que trabaja primariamente a través del contraste ya sea en intensidad o posición; y su efecto disminuye cuando se ejecuta de manera sostenida.

A usted le tomará práctica y experiencia ejecutar el impacto del rayo de manera efectiva, por lo que se debería introducir de manera gradual en una sesión pública a medida que se adquiera habilidad y confianza.

Clasificación de ritmos

En conjunto con la intensidad o dinámica, el ritmo o velocidad de los impactos determina la calidad y efecto del sonido del gong. Generalmente, un ritmo rápido aumenta la energía e intensifica la experiencia del oyente. Un ritmo más lento libera la tensión y relaja la mente. Usualmente el ejecutante del gong varía el ritmo en la medida que las secuencias de ejecución cambian. En general, una sesión comienza con un ritmo lento para permitir al oyente "entrar" fácilmente en el sonido. En el tiempo, el ritmo puede aumentar en la medida que la energía es movilizada y cambiada, para ser posteriormente ralentizada a fin de centrar al oyente cuando la sesión va concluyendo.

Es el ritmo de los impactos la clave para crear las combinaciones complejas de tonos que son únicas del gong. Un ritmo demasiado ambicioso puede saturar el sonido y no permitir que los tonos trabajen de manera conjunta. Un ritmo lento ejecutado de manera inapropiada puede "malgastar" las armonías e impedir el desarrollo de una complejidad enriquecedora; la cual afecta profundamente la conciencia. Este ritmo adecuado no puede ser enseñado, sino que experimentado a través de la práctica repetitiva y a su variación de acuerdo a cada secuencia. En general, la mayoría de los ejecutantes utilizan un rango de ritmos a través de una sesión.

Quizás algunos de los ejecutantes más avanzados del gong en el mundo son aquellos que tocan en las orquestas Gamelan del Lejano Oriente, una colección de instrumentos de percusión relacionados al gong. La estructura total de su música es marcada por el ritmo mantenido de los gongs de mayor tamaño en la orquesta; y el espacio entre sus dos impactos del gong es la unidad fundamental de música que se conoce como "gongan".

Recuerde que el gong es un instrumento de percusión y el ritmo en el cual es tocado (o su "gongan") es uno de los factores más cruciales para crear la experiencia de sonidos apropiada. Tal como describimos arbitrariamente un impacto con el mazo como suave, firme y contundente; ahora practicaremos el rango relacional de ritmos como lento, moderado y rápido en el gong.

Sesión De Práctica # 6: Trabajando con los ritmos

En esta sesión se explorará como cambiar los ritmos, trabajar con ritmos en secuencias y la relación entre el ritmo, sonido y efecto.

Práctica: Estableciendo el ritmo

Impacte en el punto de percusión 3 con un ritmo lento pero estable, y mediante un impacto ligero pero firme. Ahora incremente el tempo de los impactos en alrededor de un 25% y mantenga este ritmo. En la medida que incremente el tempo de los toques, mantenga la presión de impacto consistente (de ligera a firme). Después de un lapso de tiempo, incremente la tasa de impactos otro 25%. Nuevamente, incremente el ritmo otro 25% y continúe incrementando el tempo hasta que usted sienta que está en la velocidad sostenida más elevada. Luego proceda a reducir el tempo un 25% paso a paso hasta llegar nuevamente al ritmo lento inicial.

¿Qué pasó con el volumen del gong? ¿Cómo se movió el gong? ¿Qué dificultades se experimentaron al incrementar el tempo? ¿Pudo usted encontrar algún "ritmo" que permitiese que el sonido del gong se expresase más plenamente? ¿Qué cambios internos experimentó usted con un ritmo más elevado?

Ahora vuelva a colocarse frente al gong, esta vez con la secuencia 9-6-3-12. Comience nuevamente con un ritmo lento en la medida que toca estos puntos y gradualmente incremente el tempo hasta que descubra una velocidad que permita que el sonido se exprese de manera plena. Demasiado lento y los tonos "se arrastran", demasiado rápido y los tonos colisionan uno por encima del otro.

Utilice tanto el ritmo como la repetición de puntos de impacto para crear un aumento de volumen agradable. Trabaje con el toque ascendente en el punto de percusión 12 en la parte superior del gong. Mientras continúa tocando éste punto, gradualmente incremente solamente el ritmo hasta un tempo moderadamente rápido. El volumen debería incrementarse de manera acorde. Atenúe el gong y comience nuevamente, repitiendo los toques en el punto 12 y luego incremente la fuerza del impacto mientras que acelera el ritmo. Continúe hasta alcanzar un tempo rápido con toques firmes y fíjese en la intensidad del sonido.

Ahora atenúe el sonido del gong y desplácese hacia el punto 6 en la parte inferior del gong y comience a tocar de manera repetitiva con un golpe descendente, a un ritmo moderado y un golpe firme. Ahora disminuya solamente el ritmo, pero mantenga consistente la intensidad del golpe. Luego disminuya la fuerza del golpe y mantenga un ritmo lento en el punto 6. Escuche la calidad y volumen del sonido. Luego contraste la experiencia de tocar los dos puntos de percusión con un ritmo ascendente y descendente. Note como un ritmo rápido en el punto 12 aparentemente "levanta" la energía fuera del cuerpo, mientras que un ritmo lento en el punto 6 creará un sonido profundo y "enraizante".

Práctica: Variaciones en el ritmo con secuencias

Ahora variemos el ritmo de acuerdo a las secuencias. Esto es frecuentemente como usted experimentará el tocar el gong durante una sesión prolongada.

Comience con un ritmo lento tocando la secuencia estándar de 9-6-3-12. A menos que se le indique otra cosa, durante esta práctica utilice un toque ligero a firme. Toque esta secuencia por alrededor de un minuto.

Ahora muévase inmediatamente a una secuencia de 9-3 con un ritmo ligeramente más rápido. Toque esta secuencia por 30 segundos.

Vuelva a un ritmo más lento y ejecute nuevamente la secuencia 9-6-3-12 por 30 segundos. Continúe con este ritmo lento y luego muévase a la secuencia de 0-Arriba-0-Abajo por un minuto.

Ahora toque los puntos 2-8 comenzando con el mismo ritmo lento para aumentar gradualmente el tempo durante uno a dos minutos; hasta encontrar un ritmo rápido lo suficientemente eficiente.

Ejecute un impacto del rayo en 0-Arriba y luego en 0-Abajo.

Vuelva a un ritmo rápido en la secuencia 2-8 por 30 segundos.

Ejecute otro impacto del rayo en 0-Arriba y luego en 0-Abajo.

Disminuya el ritmo para volver a la secuencia de 9-6-3-12 por 1 minuto.

Manténgase en el punto de percusión 6 por dos minutos, disminuyendo el tempo y aligerando el impacto.

Termine con un toque ligeramente más firme en 0-Arriba-0-Abajo-0-Arriba-0-Abajo y nuevamente a 0-Abajo.

Esta práctica en su totalidad llevará alrededor de 10 minutos. Es muy posible que sienta el cansancio de una sesión prolongada hasta que sus brazos se acostumbren al peso del mazo. Al comenzar, limite las sesiones de práctica a 10 minutos con descansos/pausas intermedias. Tenga en cuenta que el sonido del gong también produce, en el ejecutante, un estado de conciencia alterado.

Continuando con su práctica

Ahora usted posee las técnicas básicas para practicar con el gong. Practicar con el gong no es como practicar con otro instrumento musical. Mientras usted pueda practicar en ciertos trabajos básicos en los puntos de percusión, ritmos y secuencias, se necesita también practicar en la propia conciencia.

Tocar el gong es un acto de cambio de conciencia. Se requiere de sutileza y conocimiento que viene únicamente cuando el ejecutante está en un estado elevado de conciencia. Usted no será capaz de tocar en un estado superior que en el propio estado de su ser. Para progresar en la práctica del gong, usted también debe ser un mejor yogui.

La práctica será más productiva una vez que haya practicado su propio yoga y meditación. Esto es esencial a fin de que usted pueda ingresar en el estado intuitivo que es de donde proviene la ejecución genuina. Si no se tiene tiempo para una práctica prolongada, al menos debe tomarse el tiempo de controlar el prana propio, su respiración y energía: todo esto mediante un simple ejercicio de respiración tal como es la respiración alternada de las fosas nasales antes de iniciar su práctica.

Usted notará que el gong realmente se manifiesta a través de usted mismo más que uno tocar el gong. Conviértase en el instrumento puro, aquel canal puro; de tal forma que el sonido sagrado del gong se manifieste a través de usted.

COMO TOCAR EL GONG: TECNICAS AVANZADAS

En la medida que usted desarrolle las técnicas para tocar el gong, es posible que desee experimentar con técnicas más avanzadas. La mayoría de estas técnicas vienen de manera natural con el transcurso del tiempo. Algunas podrían tomar varios años para percibirse de manera efectiva. Tenga en cuenta que la técnica es siempre secundaria en relación a la intención y que cuando el gong es ejecutado para propósitos de sanación y transformación. Por lo tanto, el ego no debe asumir un papel importante en el placer propio del ejecutante o del oyente, incluso cuando se argumente un virtuosismo imaginario o real al momento que usted domine estas técnicas avanzadas.

Toques combinados: ligazones y deslizamientos

El ejecutante del gong crea patrones de sonido únicos mediante la combinación de dos o más toques que pueden variar en duración y en tono, para crear así una unión única de sonido. Para aquellos que conocen de teoría musical y de notación musical, este es el equivalente a "ligazones" (dos notas del mismo tono que se conectan) y "deslizamientos" (dos notas de distinto tono), las que son tocadas de manera simultánea como una unidad musical más prolongada.

Esto se logra en el gong con un toque que es seguido inmediatamente con otro de seguimiento, para crear el sonido de un ritmo múltiple. Cuando se toca en el mismo punto, esto constituye una "ligazón". Este ritmo múltiple o "ligazón" difiere de lo que es simplemente un tocar de manera repetitiva en el mismo punto como lo hicimos en la sección de técnicas básicas. Los toques múltiples crean una sola nota, un solo sonido, que es integrado en el ritmo total.

Una forma simple de imaginar esta técnica de "ligazón" es ejecutar toques combinados tan seguidos de forma tal que se escuchan casi como un solo ritmo. Una "ligazón" se compone típicamente de dos toques, pero también pueden ser tres o cuatro toques enlazados.

La técnica del "deslizamiento" implica tocar distintos puntos de percusión rápidamente en sucesión de forma tal que se transformen en un ritmo singular dentro del ritmo total. Esto se logra "haciendo saltar" en mazo sobre la superficie del gong como si conectase los dos puntos entre sí.

Una forma simple de pensar en la técnica del "deslizamiento" es efectuar los toques combinados en un movimiento de "planeo" de la cabeza del mazo; a fin de que se mantengan lo más cerca posible de la superficie al momento de moverse al siguiente punto. La necesidad de mantener los puntos lo más cerca posible para "deslizarlos" limita qué tan lejos de la superficie se puede ejecutar cada golpe sucesivo. Sin embargo, muchos toques pueden ser deslizados conjuntamente en un efecto de "tabla de lavar" a medida que usted va saltando rápidamente por la superficie para crear un ritmo único y poderoso.

Otras combinaciones de secuencias de golpes aún más complejas pueden ser construidas; primero enlazando dos toques juntos y luego deslizarlos. También se puede deslizar dos toques que son seguidos de un toque ligado al final del deslizamiento. Incluso usted puede enlazar los deslizamientos conjuntamente, o crear un deslizamiento continuo alrededor del gong y en donde todos los sonidos quedan enlazados conjuntamente.

Sesión de Práctica # 7: Golpes combinados

Practique una ligazón tocando el punto de percusión 6 con dos toques regulares descendentes y luego tocando el punto de percusión 4. Ahora ligue los dos impactos en el punto 6 de manera conjunta con un toque 1-2 de sucesión rápida y luego impacte el punto 4. El tiempo que usted dedique a los dos toques en el punto 6 debieran ser iguales al tiempo del toque en el punto 4. Esto es como si los dos toques en el punto 6 contaran como un ritmo al toque único en el punto 4.

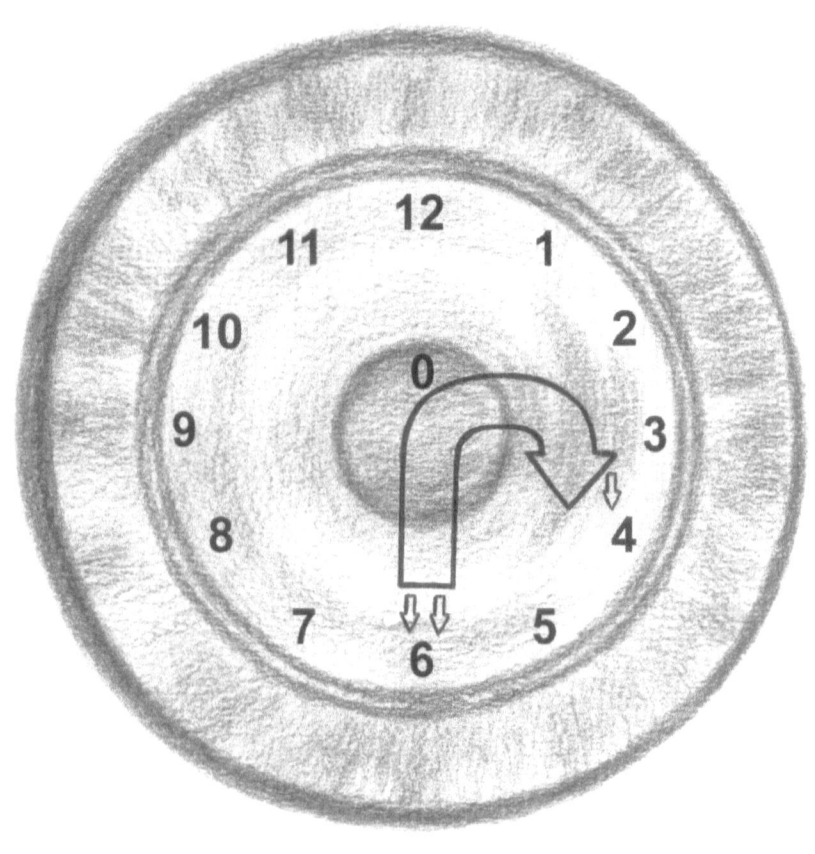

GOLPES COMBINADOS: LA LIGAZÓN.
En este ejemplo de un toque "ligado" el ejecutante impacta el punto de percusión 6 con dos golpes rápidos para unirlos a un golpe único en el punto 4. Nótese como el toque de "ligazón" ocurre entre los dos toques en el punto 6.

Ahora ejecute nuevamente la secuencia 9-6-3-12. Practique ligando o uniendo los distintos puntos. Toque el punto de percusión 9 con golpes dobles como si fuese un toque único y luego ejecute la secuencia 6-3-12 con un golpe único en cada punto. Ligue los puntos 9 y 3 con dos golpes rápidos y luego toque los puntos 6 y 12 con un golpe único.

Practique la ligazón de tres toques en el punto 6 y luego toques únicos en los puntos 3-12-9. Retroceda y ejecute alguna de las secuencias descritas anteriormente y experimente con toques ligados en la secuencia y tome nota de cómo cambia el sonido.

Ejecute un deslizamiento simple tocando el punto 7 y luego el punto 6. Mueva el mazo rápidamente de manera que el impacto en los puntos 7-6 se escuche como un sonido y ritmo único. Ahora deslice los puntos de percusión 3 y 2. Ahora ejecute el deslizamiento con los puntos 3 y 1 y luego deslice con los puntos de percusión 8 y 6.

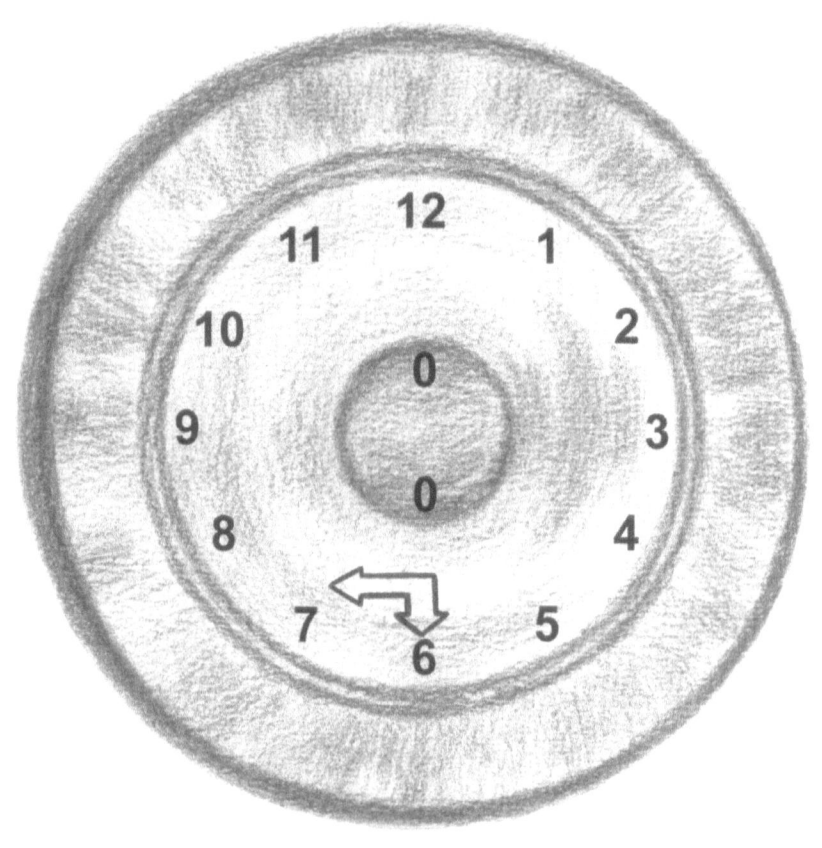

GOLPES COMBINADOS: EL DESLIZAMIENTO
En este ejemplo de golpe de "deslizamiento", el ejecutante toca los puntos de percusión números 6 y 7 con un golpe rápido que se desliza hasta fundirse en uno solo.

Solo por mera diversión, intente un deslizamiento y una ligazón. Deslice los puntos de percusión 8 y 7 y luego líguelos al punto de percusión 6. Recuerde que todos los puntos deslizados tienen la misma cantidad de golpes que el golpe ligado. ¡Incluso se pueden deslizar los puntos 8 y 7 a una ligazón doble al punto de percusión número seis!

Experimente con los tonos de combinación, variando el ritmo, repetición y fuerza del toque. El descubrir cómo crear combinaciones de tonos efectivas es una de las etapas más importantes para el desarrollo del ejecutante del gong.

Pulsando el gong y retorno del sonido

El gong responde muy bien a la pulsación o construcción rítmica del sonido. Estos pulsos ponen a la mente en condición de éxtasis y crean un foco subyacente para escuchar. Esta es una excelente técnica utilizada para intrigar al oyente y conducirlo al interior y exterior de secuencias de sonido complejas.

El ejecutante del gong crea estos sonidos de pulso cuando inicialmente establece un ritmo uniforme con toques ya sean ligeros o firmes; usualmente en un solo punto. Luego de varios toques de línea base se ejecuta un golpe dominante más fuerte a intervalos regulares. El "pulso" de este golpe dominante determina el tempo. La pulsación puede ser incrementada con un toque más firme en el golpe dominante o acortando la duración o el total de toques más suaves entre los golpes dominantes. Mientras que todos los toques en una secuencia de pulso pueden ser ejecutados en un solo punto de percusión - y por ende aumentar su efecto hipnótico - el golpe dominante también puede ser en otra área para crear un sonido más acentuado.

Resonancia o retornando el sonido

Cuando el gong es tocado, se pueden producir entre 12 o 13 ondas de sonidos. Estas ondas van y vienen para crear un sonido nutrido y complejo de sobretonos y tonos de combinación.

Un error común de los principiantes es "acelerar" o dispersar la resonancia natural del gong tocando demasiado rápido o fuera de ritmo. El saber cómo producir y trabajar con el sonido resonante es una técnica de ejecución importante. Idealmente, se aprenderá a tocar a un ritmo que mejore y realce el sonido retornante. Cuando todo esto es ejecutado de manera correcta, el ejecutante puede crear un sonido "zumbante" o "silbante" mediante la construcción de estas ondas resonantes.

Sesión de Práctica # 8: Creando sonidos pulsantes y resonantes

Toque la parte inferior del gong en el punto de percusión 6 con un ritmo lento y constante. Varíe el ritmo hasta que se tenga la sensación de estar construyendo un pulso de sonido. Ahora comience a acentuar cada cuarto golpe de tal forma que exista un tempo en el sonido punzante; como por ejemplo 6 (ligero), 6 (ligero), 6 (ligero), 6 (fuerte), 6 (ligero), 6 (ligero), 6 (ligero), 6 (fuerte) y así consecutivamente.

Explore otras áreas del gong con distintos ritmos (más rápidos, más lentos) y en distintos tempos (énfasis en el tercer golpe, en el sexto golpe, etc.).

Para experimentar el sonido que retorna, toque el área del punto de percusión 2 con golpes ascendentes suaves. Experimente con el ritmo hasta que usted escuche un "zumbido" o "canto" del sonido resonante. Alterne entre los puntos de percusión 2 y 4 para experimentar si se puede crear un sonido silbante, luego ejecute lo mismo en los puntos 9 y 3 y finalmente en los puntos 2 y 8. Ocasionalmente permita que el sonido exista en el espacio y "demore" el siguiente toque. Esta pausa entre golpes se transforma en una técnica poderosa que se discutirá posteriormente. Por ejemplo, en vez de tocar una secuencia de cuatro golpes tal como uno, dos, tres, cuatro, no ejecute el cuarto golpe, de tal forma que lo que usted ejecute sea uno, dos, tres, pausa; uno, dos, tres, pausa.

Sonidos con el gong: Construyendo secuencias en sesiones

¡En la medida que usted se familiariza en ejecutar combinaciones de toques en varios puntos de percusión, el próximo paso será aprender a construir secuencias que componen una sesión con el gong, o una "canción" con el gong!

Una secuencia es simplemente tocar de manera repetitiva uno o más puntos de percusión, ya sea de manera sencilla o con toques combinados. Hay que recordar que una secuencia generalmente consiste en tocar entre dos a seis puntos de percusión y que raramente excede los 12 puntos de percusión.

Comenzando una sesión

Una sesión comienza generalmente con un sonido que sirve como línea de base, y que además sirve de telón de fondo para los tonos de combinación a ser expresados. Generalmente, esto puede ser algo tan simple como tocar de manera repetitiva un punto de percusión único hasta que el sonido comience a manifestarse. Una línea de base de mayor complejidad puede construirse "ligando" un punto de percusión o deslizando dos puntos de manera conjunta para crear un toque combinado para tal línea de base.

El propósito al comienzo de la sesión es introducir el gong al oyente, crear una sensación de confianza e involucramiento para luego establecer un tono de expectación y crear la energía en la sesión que está comenzando. Por ejemplo, un ritmo lento sobre un punto de percusión único crea una expectación distinta en el oyente que un deslizamiento rápido entre dos puntos. Independiente del caso, la línea de base inicial debe ser un punto de partida para la primera secuencia.

De manera típica, la primera secuencia de la sesión es simple, posiblemente se tocarán entre 2 a 4 puntos de percusión en un ritmo simple y predecible. El propósito de esta primera secuencia es educar al oyente en cómo escuchar y a seguir el sonido del gong. Las complejidades y momentos intrincados pueden venir más adelante.

Creando y construyendo secuencias

Una sesión puede consistir de solo una secuencia o de un grupo de secuencias que no se repiten. Típicamente, una o más secuencias son repetidas frecuentemente durante una sesión, muy parecidas a un coro o melodía que repite y refuerza el tema de la sesión.

Dependiendo de la duración de la sesión, se pueden utilizar varias secuencias de manera individual, o repetidas conjuntamente una y otra vez. Se podría, por ejemplo, utilizar una secuencia muy simple con variaciones en intensidad una y otra vez para una sesión completa. Generalmente, una sesión usualmente consiste en varias secuencias que se tocan y que tienen una relación complementaria y sinergística la una con la otra; de tal forma que cada una conlleva naturalmente a la otra para crear un efecto acumulativo.

Frecuentemente estas secuencias son descubiertas más que inventadas. En la medida que usted experimente y toque, descubrirá secuencias de puntos de percusión que funcionan bien de manera conjunta y se transformarán e integrarán como parte de su forma de tocar el gong.

No hay que sentirse intimidado por la secuencia. En la medida que se aprenda a tocar desde la intuición, se tocarán secuencias por oído, de manera automática moviéndose sin esfuerzo de punto en punto, de secuencia en secuencia. Así como el tocar puntos de percusión se convierta en una segunda naturaleza para usted, también lo será el ejecutar una y otra vez y sin problemas aparentes las secuencias estándares.

Finalizando una sesión

La última secuencia de la sesión conlleva a los toques más importantes en la ejecución del gong: el último golpe ("definitivo") y el anterior a ese golpe (penúltimo).

El último toque (definitivo) debe ser integrador, holístico y aterrizado. Debe de indicarle al oyente que la sesión ha finalizado, que el espacio sagrado está cerrado y que se avecina una transición. Este impacto definitivo debe ser definitorio y no tentativo (aunque no necesariamente fuerte). No debe de existir la sensación de que viene otro golpe después de éste. Debe ser de una expresión definitiva. De otra manera, el oyente puede verse desorientado. Dependiendo de cómo se desea dejar la energía, el toque definitivo puede ser ejecutado de manera ascendente para una elevación sostenida o de manera más típica y descendente hacia el piso.

El penúltimo golpe marca la intención para el toque definitivo. El penúltimo golpe con el mazo generalmente se parece al toque definitivo. Se utiliza generalmente para manifestar una polaridad, un contraste y una guía natural que produce este esperado fin de ciclo. Los dos toques finales son un par, casi como una pareja rítmica, que brinda unión a la dualidad de los dos sonidos. Esto puede ser algo simple como un toque ascendente arriba del centro del gong y luego un toque descendente por debajo del centro. Independiente de esto, el penúltimo golpe debe conllevar naturalmente, y de manera esperada, al toque final. El sonido final de una sesión del gong es la unión de estos dos golpes en una sensación de satisfacción de estar en unión y no en conflicto.

Una secuencia de cierre simple es tocar el gong en el punto "0-Arriba" seguido de un golpe de final "0-Abajo", el cual es más prolongado. En general, un toque descendente en el gong es escuchado como un sonido de cierre, mientras que un toque ascendente es interpretado como un sonido de apertura.

Generalmente se permite que el sonido del último toque decaiga de manera natural por medio del ciclo final de las ondas de sonido que retornan. Un decaimiento natural del último toque extiende el espacio y mantiene al oyente suspendido en su procesamiento. Después del último toque, el gong puede ser atenuado sujetando el mazo contra el centro a fin de sellar la energía y volver a centrar la mente.

En cualquier caso, un silencio total debe seguir a este último sonido. Este momento de silencio es esencial para que el oyente pueda experimentar de manera plena el gong. Este es el momento cuando la meditación se ejecuta de manera correcta. Este es el lugar donde lo concreto y lo abstracto se unen.

Romper el silencio con demasiada anticipación interrumpe el proceso de integración, mientras que extenderlo de manera innecesaria disipa la energía acumulada durante la sesión con el gong. Usted aprenderá de manera intuitiva el saber cuando el silencio debe finalizar para proceder con las palabras o a otros sonidos apropiados.

Los primeros sonidos posteriores a una sesión con el gong serán experimentados como profundos y penetrantes. Ejemplos de esto son los ruidos del tráfico, las risas fuera de la habitación, el canto de los pájaros cercanos, o incluso los dulces tonos de un oyente que aún ronca. Estos serán experimentados como algo totalmente nuevo. Considérese esto como un espacio sagrado para aprovechar de expresar gratitud por todo lo que ha sucedido anteriormente.

Sesión de Práctica # 9: Ejecutando una sesión de secuencias

Esta sesión comienza estableciendo un ritmo de toques descendentes estables en el punto de percusión 9.

Luego de varias repeticiones para establecer el ritmo, la primera secuencia comienza con un toque ascendente arriba del centro del gong en el punto de 0-Arriba seguido de tres toques ascendentes en el punto de percusión 9. Esta secuencia de 4 toques (3 golpes en el punto de percusión 9 y luego 1 golpe en el punto de percusión 0-Arriba), continúa y comienza a intensificarse en fuerza y ritmo hasta que haya una "ligazón" del tercer golpe en el punto 9 y el cuarto golpe en el punto 0-Arriba. Esta secuencia de 4 golpes se repite alrededor de 12-15 veces o por alrededor de 1 a 2 minutos.

La segunda secuencia es una del tipo estándar que se ha practicado anteriormente: vale decir la rotación de toques alrededor de la cara del gong en los puntos de percusión 9, 6, 3 y 12. La última vez que se toca el punto 0-Arriba de la secuencia anterior, debe ser utilizado como una transición ininterrumpida para tocar el punto 9 y moverse alrededor de la superficie por sobre los 4 puntos (9, 6, 3 y 12) para luego repetir esta secuencia por 2 a 3 minutos.

Manteniendo el mismo ritmo, ejecutar ahora la tercera secuencia de tocar los puntos 0-arriba y 0-abajo, uno a la vez, y continuar haciéndolo con la misma duración con que se efectuó la secuencia anterior.

Al iniciar la cuarta secuencia, el ritmo se incrementa mientras simplemente se toca el punto 0-Abajo una y otra vez para aumentar la energía. Esta secuencia dura aproximadamente la mitad de la tercera secuencia anterior.

Ahora de manera suave, "quiebre" esta secuencia y repita la segunda secuencia de golpes en los puntos de percusión 9, 6, 3 y 12. Esta vez, el ritmo es ligeramente más rápido que la última vez que se tocó esta secuencia y es de una duración parecida a la secuencia anterior. Ejecute el último golpe en el punto de percusión 6 para luego ejecutar la quinta y última secuencia.

Continúe impactando el mazo de manera reiterada en el punto de percusión 6 y luego disminuya el ritmo de manera estable. Mantenga este ritmo estable mientras se toca el punto 6, con una duración igual a la secuencia previa. Finalmente detenga el gong sujetando suavemente el mazo en el centro del mismo.

He aquí una anotación manual de cómo tocar esta sesión:

- 9-9-9-9 (repetir entre 30 segundos a 1 minuto)
- 9-9-9-0-Arriba (repetir por 1 minuto)
- 9-6-3-12 (repetir por 2 minutos)
- 0-Arriba-0-Abajo (repetir por 2 minutos)
- 0-Abajo (repetir por 1 minuto incrementando el ritmo)
- 9-6-3-12 (repetir por 1 minuto manteniendo el ritmo)
- 6-6-6-6 (repetir por 1 minuto disminuyendo el ritmo)
- Mantenga la cabeza del mazo en el centro.

Se puede continuar la sesión de práctica mediante la experimentación colocando varias secuencias de manera conjunta. Tome nota como algunas secuencias apoyan y mejoran la secuencia previa mientras que otras pueden disipar la energía. Ante la duda, simplemente limítese a ejecutar secuencias ya probadas y construirlas de manera gradual. Una buena práctica es ver cuántas secuencias usted puede crear permaneciendo en los puntos básicos de percusión 13, 6, 9, 12 y en los dos puntos 0.

La secuencia del ciclo de construir y liberar

Una de las secuencias esenciales para tocar el gong con propósitos terapéuticos y transformacionales es el ciclo de construir y liberar.

Dicho de manera simple, el ciclo de construir y liberar es una secuencia de sonidos que se intensifica hasta llegar a un clímax de liberación. El gong se toca precisamente para inducir un estrés controlado en el oyente que provee de un punto focal para reunir una tensión residual. La tensión interna se crea en la medida que el sonido aumenta en volumen y en ritmo, parecido a la creación de una ola en el océano justo antes de que ésta impacte en la orilla. Finalmente existe un momento de aumento, quizás una seguidilla de impactos del rayo, seguidos de una ralentización mesurada del tiempo y la reducción del volumen; lo que crea una sensación de relajación y descarga en el oyente.

El efecto es muy parecido a un shiatsu sónico o manipulación profunda de los tejidos, en donde la presión se aplica diestramente para generar así una restructuración de la energía una vez que la presión es removida. Otra forma de entender el ciclo de Aumento y Liberación con el gong es similar a las técnicas de relajación progresiva; en donde áreas del cuerpo son apretadas de manera secuencial y luego relajadas para permitir que los participantes tomen consciencia de la tensión crónica que se mantiene en el cuerpo. Esta "muralla" de sonido en la primera parte del ciclo que causa que el oyente "apriete" las áreas energéticas que son afectadas por el gong, para luego relajarse profundamente al momento que el sonido llegue a su máximo y la presión se disuelva.

Para crear un estado de relajación profundo, durante una sesión de gong se ejecutan tres ciclos de construir y liberar.

Sesión De Práctica # 10: Ciclos de construir y liberar

Practique utilizando el ritmo para construir un ciclo tocando la secuencia de puntos de percusión 9-6-3-12, partiendo con un tempo lento y aumentándolo de manera progresiva. Construya el paso en el tiempo hasta llegar a un punto para mantenerlo estable. Ahora aumente la fuerza del impacto al mismo tiempo que aumenta el ritmo. Una vez que se haya construido la intensidad del sonido, cree una liberación del ritmo con impactos de rayo en los puntos de percusión de 0-Arriba y 0-Abajo.

Otra manera simple de construir el ciclo de construir y liberar es tocar el punto de percusión 6 con un golpe descendente estable de 30 segundos a un minuto; para luego liberar el sonido con un toque ascendente rápido en el punto de percusión 12. Repetir este ciclo 3 veces, aumentando cada vez el ritmo en el punto de percusión 6 así también como aumentando la fuerza del impacto en el punto 12. Para el ciclo final, toque 3 veces el punto 12 y luego toque el punto 0-Abajo con un golpe descendente lento para luego desvanecer todo con una secuencia de toques descendentes suaves y lentos en el punto 0-Abajo por 30 segundos.

Recuerde que un ciclo de construir y liberar puede ser sutil como también puede ser rápido y ruidoso. La característica distintiva es que el ciclo de construcción engancha y encierra la mente en un patrón hipnótico que es dispersado por el toque de liberación. Consecuentemente, un ciclo de aumento puede ser suave y lento siempre y cuando introduzca al oyente cada vez más profundamente en un sonido que encierra la energía antes de ser liberada.

Tocando con varios mazos y gongs

Si bien la mayoría de las veces el gong se ejecuta con una mano y un mazo, se pueden lograr sonidos especiales utilizando 2 mazos y las 2 manos. Comúnmente uno de los mazos puede tener una cabeza más dura o más blanda o puede ser más largo o pequeño que el otro; de forma tal que se pueden producir variaciones en el sonido. El tener un mazo más pequeño para intercambiar con uno más grande también puede ser de bastante ayuda cuando se toca un gong grande por periodos prolongados. Mediante el intercambio de toques con distintos mazos y con ambas manos, es posible construir rápidamente un complejo muro de sonidos.

Técnicas de ejecución con ambas manos: Ejecutando Flams (Trucos) y Redobles

Cuando se utilizan dos mazos, el ejecutante puede ejecutar lo que los percusionistas denominan "flam" o truco, el cual consiste en tocar el gong con ambos mazos de manera casi simultánea; siendo el primer golpe más suave (o utilizando un mazo más pequeño o con la cabeza más blanda) seguido inmediatamente de un golpe más fuerte (ejecutado con el mazo más largo o con la cabeza más dura). Un "flam" crea un acento fuerte y une las dos cualidades de sonido en uno.

El ejecutante, al utilizar ambas manos, también puede crear un "redoble" alternando rápidamente los golpes mucho más rápidamente de lo que se puede hacer utilizando solamente una mano. Esto puede ser útil para intensificar y movilizar rápidamente la energía con un tempo mucho más rápido. Cuando se ejecuta el "redoble", el ejecutante puede considerar que es más fácil ejecutarlo utilizando dos mazos pequeños o incluso baquetas de percusión.

Cuando se toca con dos mazos, se necesita colocarse al frente del gong en vez de colocarse de costado.

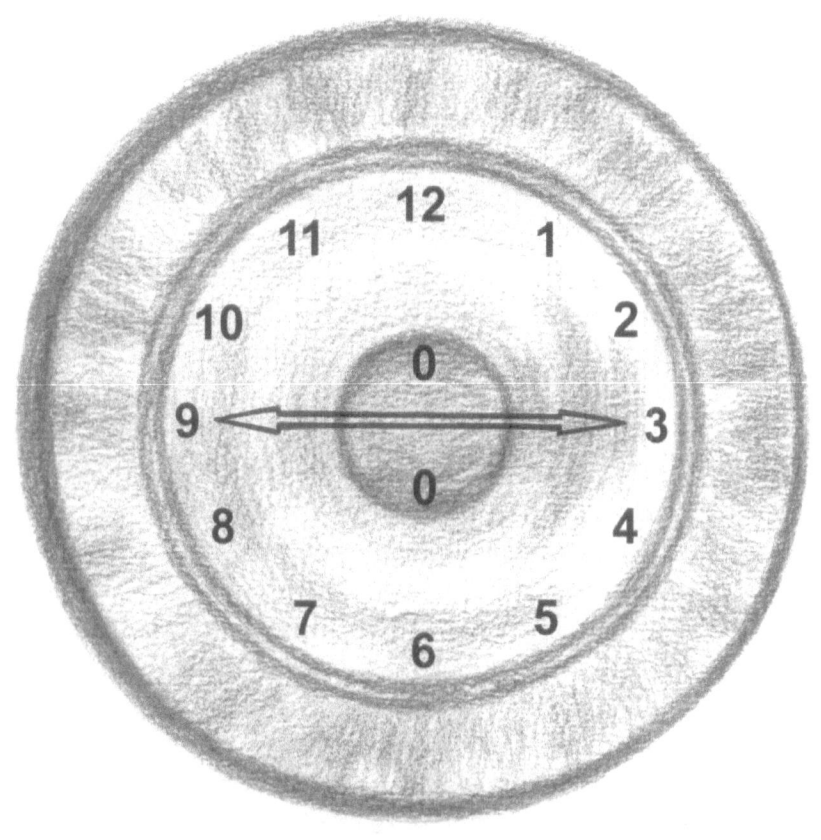

TOQUES COMBINADOS: EL "FLAM" O TRUCO

En este ejemplo de un toque "flam", el ejecutante utiliza dos mazos para tocar los puntos de percusión 3 y 9 casi simultáneamente para crear así un solo sonido. Nótese que el ejecutante usualmente se coloca frente al gong para ejecutar el golpe. La dirección del golpe del mazo (sea ascendente o descendente) es a discreción del ejecutante.

Sesión de Práctica # 11: Tocando con dos mazos

Parándose de frente al gong con dos mazos, toque el punto de percusión 9 con un mazo y luego golpee el punto de percusión 3 con el otro mazo. Primero toque como si fuesen dos golpes separados, 9-3, 9-3, 9-3. Luego comience a crear una "ligazón" tocando los dos puntos disminuyendo el espacio entre los dos sonidos. Finalmente, toque los dos puntos casi simultáneamente con los dos mazos a fin de crear un "flam".

Ahora toque de la misma forma los puntos de percusión ubicados diagonalmente, 2 y 8. Primero toque como si fuesen golpes separados, luego como una ligazón y finalmente como un "flam".

Si se está utilizando un mazo más pequeño, utilícelo con la mano dominante alrededor de la cara del gong en los puntos 9-6-3-12. Luego de 3 ciclos, impacte con el mazo más grande en los puntos 0-Arriba y 0-Abajo. Repita por 3 a 4 veces. Ahora cambie los mazos de mano y repita tal práctica.

Para un "redoble", comience alternando rápidamente los puntos número 2 y 10 con los mazos. Un mazo en el punto 2 y el otro en punto 10. Una vez que el sonido se haya construido, impacte con un "flam" en los puntos 3 y 9.

Recuerde que los mazos pueden ser utilizados de manera conjunta o se pueden simplemente cambiar de manos durante una sesión, para así ir variando el tipo de sonidos en una sesión.

Tocando varios gongs y el concierto de gong

La oportunidad de tocar dos o más gongs de manera conjunta puede abrir otro mundo de posibilidades en la meditación y terapia con gong. El campo de sonido envolvente de un gong tiene un efecto de construcción y excedente natural en la medida que los distintos sobretonos se mantienen y se crean complejas combinaciones de tono. Cuando se tocan dos o más gongs, se tienen oportunidades exponenciales para crear sobretonos complejos y tonos de combinación que pueden ser muy estimulantes. Imagínese la riqueza de las ondas superpuestas de sonido que complementan, realzan y se sintetizan mutuamente de tal forma que la onda colectiva de ambos gongs es mayor a la de solo uno. Esto es muy parecido a dos olas oceánicas uniéndose entre sí para luego estrellarse en la orilla; pero mucho más por sobre la línea rompiente usual.

El tocar dos o más gongs requiere que el ejecutante haya comprendido la voz única de cada gong con el propósito de crear un sonido complementario en vez de una catástrofe cacofónica. Cuando se están utilizando gongs pequeños en conjunto con gongs más grandes, usualmente los más pequeños introducen la sesión o pueden ser utilizados al final para integrar la energía producto de una sesión extendida con los gongs más grandes. Tenga en cuenta que los gongs afectan distintas áreas del cuerpo y chakras y podría ser mejor que se toquen en solitario.

Mediante el posicionamiento correcto de dos o más gongs, un solo ejecutante puede mover los gongs hacia atrás y adelante de manera efectiva. Un gong más pequeño suspendido en un atril de piso y posicionado bajo un gong más grande es una forma de posicionar 2 gongs de tal forma que sean fácilmente accesibles. Para múltiples gongs, los ejecutantes pueden utilizar un atril de orquesta grande con un segundo travesaño horizontal para soportar uno o más gongs.

Además de la opción de un ejecutante único para múltiples gongs, existen oportunidades para que varios ejecutantes puedan crear un concierto de gongs. Con esta última opción, dos o más ejecutantes posicionan sus gongs en distintos ápices de escucha, de forma tal que exista una separación de sonido que sea claramente identificable. Si se utilizan dos o más gongs, idealmente deberán estar colocados hacia los extremos izquierdo y derecho a fin de que puedan ser escuchados por la mayoría de los oyentes.

Esta separación de izquierda-derecha durante un concierto de gong, permite que sean escuchados más fuertemente ya sea en el costado izquierdo como en el costado derecho de la cabeza u oídos. Se sabe que la música es predominantemente escuchada por un oído y es transferida al hemisferio opuesto del cerebro. Por tanto, el gong del lado derecho del oyente afectará el hemisferio izquierdo del cerebro y el gong en el lado izquierdo del oyente afectará el hemisferio derecho del cerebro. Este aspecto del cerebro es bien reconocido y también afectado a través de la práctica de respiración alternada de las fosas nasales. Respirando a través de la fosa nasal derecha se activará el hemisferio izquierdo del cerebro y viceversa. Por eso, el sonido entrante desde la izquierda puede tener un efecto distinto en la conciencia que si hubiese venido de la derecha.

El otro aspecto interesante de utilizar dos o más gongs conjuntamente es la producción de tonos parciales no armónicos. Todos los otros instrumentos musicales, sean de cuerdas o de viento, producen tonos cuyos parciales están en una relación armónica o casi armónica. Por ejemplo, son los tonos parcialmente armónicos los que permiten a un oyente el agrupar los sonidos complejos de una orquesta de manera conjunta dentro de lo que se denomina "una audición armónica"; por lo que se escucha el efecto colectivo por sobre los sonidos individuales. Sin embargo, con la producción de estos tonos no armónicos provenientes de dos o más gongs, el oyente no puede agrupar los sonidos a través de la armonía. Cada gong será considerado, en la mente del oyente, como una entidad de sonido separada.

Esta es la razón por la cual los gongs son tocados mejor en solitario o en solo con otro. Con la excepción de campanas y algunos recipientes de metal, los tonos parciales no armónicos creados por el gong no se pueden mezclar de manera suave con otros sonidos musicales u otros instrumentos. La mejor manera de escuchar al gong dentro de un grupo musical es escucharlo a través de una orquesta Gamelan, la cual consiste casi completamente de instrumentos parecidos al gong. El sonido único del gong lo hace un instrumento aparte de los demás. Los gongs simplemente no combinan bien con los otros.

Tocar de manera intuitiva

Tal como se mencionó anteriormente, casi todo lo que involucra tocar el gong más allá de la etapa inicial es improvisado e intuitivo. En la medida que el ejecutante del gong avanza en competencia, se logrará una comodidad y habilidades crecientes al permitir que el gong se toque a sí mismo. El aprender a improvisar con el gong se logra de mejor manera mediante el trabajo sobre secuencias probadas y permitir el flujo natural entre secuencias.

Por ejemplo, la secuencia estándar de "alrededor del reloj" en la cual se utilizan los cuatro mayores puntos de percusión en la superficie del gong (9, 6, 3 y 12); los que son tocados en un patrón circular que puede ser integrado de manera natural y en la medida que la ejecución se torna cada vez más intuitiva. Se podría considerar que una disminución en la dinámica del gong es una forma efectiva de transición a una secuencia de mayor intensidad. O también que los golpes ascendentes y descendentes arriba y abajo del centro del gong crean un efecto centrador; por lo cual podrían considerarse apropiados para efectuar transiciones a otra secuencia.

Mediante la adopción de un número de estas secuencias estandarizadas, éstas se pueden utilizar como puentes o cimientos para la improvisación. Una manera efectiva de practicar, es ejecutar una práctica de yoga o meditación previa a la sesión con el gong. En este estado meditativo neutral, sin ninguna intención de auto complacerse frente a una audiencia, se necesita ser espontáneo y abandonar el deseo de ser perspicaz o de estar en control. Escuche "dónde" el gong quiere ser impactado. No necesita quedarse extasiado con un sonido particular que usted haya creado. Se necesita tomar conciencia que la experiencia de tocar el gong siempre es única e irrepetible - ya sea por uno o los demás - y que perdura durante el momento en la cual se toca.

El sonido que no se toca: Anahata Nada

Otro aspecto de tocar de manera intuitiva es permitir que el silencio también sea parte del sonido. Un concepto poderoso en el Nada Yoga (el yoga del sonido) es el Anahata - el sonido no tocado - y que va más allá del sonido físico. Es el Anahata, el sonido que no se oye, con el cual el Yogi medita en las etapas finales del Nada Yoga. Este sonido interno no proviene del mundo material, pero puede ser experimentado a través de sus manifestaciones; simplemente como un sonido no manifestado del gong y que se experimenta a través del sonido que si se escucha.

Esta relación entre Ahata Nada - el sonido que se escucha y el cual es percibido a nivel sensorial a partir de la vibración viajando a través del aire - y el Anahata Nada - el sonido cósmico que no se escucha pero que se experimenta en el silencio de la mente meditativa; y por medio de las variaciones sutiles del prana – significa que es absolutamente crítico que el ejecutante del gong logre dominarla. Es en la comprensión del Anahata Nada, que podremos enviar plenamente el mensaje del gong y en la forma que se supone/espera que debe ser. Es en este momento donde la habilidad intuitiva del ejecutante es puesta a prueba.

En su nivel más simple, el Anahata Nada comienza con el silencio. El silencio es la fuente de todos los sonidos y todos los sonidos deben de retornar al silencio. En todas las escrituras, existe un dictamen de que a partir del silencio sin forma viene la manifestación de la forma a través del sonido o de la palabra. Cuando el sonido se disuelve en el silencio, la forma se transforma en abstracto hasta que se manifieste nuevamente. Esta comprensión de la relación entre sonido y silencio fue expresada en el Maitri Upanishad (6,22), el cual establece: "Existen dos maneras de conocer la realidad: una es a través del sonido y la otra es a través del silencio. Es a través del sonido que llegamos al silencio".

Desde una perspectiva tanto musical como del yoga, para el ejecutante del gong, el comprender la relación sin fin entre el sonido (anhata) y el silencio (anahata), adquiere una importancia crítica.

El gran pianista austríaco Arthur Schnabel en respuesta a los elogios por su habilidad musical simplemente replicó: "Las notas que yo manejo no son mejores que las de cualquier otro pianista. Pero la pausa entre las notas - ah, es ahí donde reside el arte".

La pausa entre las notas, el espacio entre los sonidos, es donde también se puede escuchar el verdadero poder del gong, el anhata. En la música hindú este espacio entre sonidos es conocido como "sandhya". Sandhya también es traducido como el espacio entre los tiempos, tal como los eones cósmicos denominados Yugas o el crepúsculo entre el día y la noche. Las prácticas espirituales asociadas con estos "espacios" del día, al amanecer, mediodía y ocaso también son llamados Sandhya. La palabra literalmente proviene de "san" que significa "bienestar", y de "dhya" (del dhyana) que significa "meditación". Por lo tanto, Sandhya significa la meditación ejecutada correctamente.

Con el gong, la meditación ejecutada correctamente aparece cuando el sandhya es dominado en el arte de la ejecución. Este es uno de los últimos secretos que el ejecutante descubre: el poder transformacional del gong no proviene de su sonido, sino que de su silencio. Esto es ejecutado de manera intuitiva; no puede ser enseñado.

En otras palabras, sin embargo, el ejecutante del gong simplemente debe saber cuando no tocar el gong con el propósito de crear el espacio para que el Anhat y el Anahata puedan tener lugar. El toque, el sonido, hace que los oyentes se muevan o alejen mientras que la pausa, el silencio, los trae de vuelta hacia el centro. Con el gong, este espaciado apropiado permite el realce y la construcción del sonido a fin de que reverbere entre los toques. Durante una sesión, eso incluso puede ser un silencio momentáneo antes de retornar al sonido.

Si bien la utilización de los espacios entre los sonidos es importante en la creación de un estado transformacional, es al final de la sesión con el gong en donde el sonido que no se toca es más importante. Una vez que el último sonido se desvanece en el silencio, continúe en mantener el silencio durante por lo menos el tiempo transcurrido entre el último toque y el último sonido que puede percibirse. El ejecutante del gong es afortunado debido a que el sonido y el silencio del gong despiertan la intuición y sirven de guía para el practicante.

En último término, la reproducción intuitiva del gong se desarrolla a través de la propia relación del ejecutante con la meditación y el yoga. Para dominar el gong, el instrumento del Yogi, primero se debe dominar el yoga.

Sesión de Práctica # 12: Tocando a partir de la intuición

Antes de tocar el gong, hay que tomarse el tiempo para una práctica de yoga a elección antes y terminar con una postura de meditación. Comience practicando una respiración alternada de las fosas nasales sin retención del aire. Utilice los dedos para bloquear y desbloquear las fosas nasales mientras se inhala por la izquierda y se exhala por la derecha, para luego inhalar por la derecha y exhalar por la izquierda y así sucesivamente. Focalice los ojos cerrados en el punto del tercer ojo por arriba de las cejas al mismo tiempo que visualiza el movimiento del aire que se mueve desde el ápice del punto del entrecejo hacia la fosa nasal izquierda o derecha en la exhalación; para luego retornar desde la fosa nasal izquierda o derecha hasta el punto del entrecejo. Continúe la movilización del aire de esta manera por 5 a 10 minutos.

Ahora inhale y exhale a través de ambas fosas nasales. Coloque la palma izquierda sobre el centro del corazón y coloque la mano derecha en frente del hombro, con el codo flexionado, el brazo hacia arriba y la palma apuntando hacia arriba en forma de plegaria. Toque la punta del pulgar derecho con la punta del índice derecho. Con la mano izquierda en el corazón y la mano derecha apuntando hacia afuera, inhale completamente y mantenga el aire, de manera cómoda, la mayor cantidad de tiempo posible. Luego exhale completamente y mantenga la apnea sin aire durante el mayor tiempo posible de manera cómoda. Continúe este ciclo de retención y suspensión del aire en el centro del corazón para crear un espacio de total neutralidad. Después de 3 a 11 minutos, inhale y exhale profundamente tres veces además de relajar las manos y la respiración.

Ahora acérquese al gong sin ningún tipo de ideas o prejuicios en lo que a tocar se refiere. Cierre los ojos y deje que el mazo toque el gong en las distintas áreas en una secuencia y en un ritmo que no es muy pensada ni revelada. Sin ningún tipo de prejuicio comience a tocar sin pensar en el logro, sino que únicamente en el servicio. Toque desde el espacio propio más neutral e intuitivo y disfrute del sonido del gong.

SELECCIÓN Y CUIDADO DEL GONG

Para obtener los mejores resultados de usar el gong para propósitos de yoga, meditación y terapia; debe considerar el tamaño y tipo que mejor cumple con sus propósitos y presupuesto al seleccionar su instrumento a comprar. Los gongs se clasifican como instrumentos de percusión, por lo que los detallistas de instrumentos musicales que se especializan en tambores, platillos y otros son usualmente su mejor fuente para los gongs.

Usted usualmente no podrá usar el gong antes de comprarlo dado que la mayoría de ellos deben ser ordenados a pedido al fabricante. Sin embargo, con una orden especial usted podrá adquirirlo por debajo del precio de venta al detalle. Los gongs de alta calidad podrán ser costosos (lo que refleja la intensa artesanía individual), pero debe resistirse la tentación de comprar los gongs más baratos dado que la calidad del sonido se degrada significativamente. Los gongs con los ribetes torneados, en contrario de los de los gongs de ribetes plano que son más baratos, son la mejor opción para su uso en yoga, meditación y terapia. La gran mayoría de los gongs usados para este propósito son fabricados por Paiste, un fabricante europeo también conocido por su gama de platillos.

Tamaño del Gong

El tamaño del gong es especificado en pulgadas (centímetros) de diámetro. El diámetro de la mayoría de los gongs usados para meditación, terapia u orquestación fluctúa entre las 20 pulgadas (51 centímetros) a las 50 pulgadas (125 centímetros). Los gongs de mayor tamaño llegan hasta las 80 pulgadas (200 centímetros) de diámetro. Los gongs por debajo de las 20 pulgadas son gongs "acentuados" o "sintonizados" y son usados para producir un efecto musical específico.

Al decidir cuál tamaño de gong debe adquirir, considere si será usado principalmente en un lugar específico o debe ser transportado frecuentemente. Para facilitar el viaje (especialmente en una aeronave), usted debería limitar su tamaño a 30 pulgadas. Si usted usará el gong en un solo lugar, entonces compre el de mayor tamaño disponible que su presupuesto le permita, y siempre que el sonido pueda ser contenido dentro de la habitación. Sin embargo, los principiantes podrían encontrar desafiante usar inicialmente el de mayor tamaño (por sobre las 36 pulgadas). Por lo general un gong de mayor tamaño emitirá un sonido con cuerpo pero también tendrá un precio bastante más respetable.

El tamaño del gong es uno de los determinantes principales de su sonido y hay diferencias importantes en gongs que son solo 2 pulgadas por debajo o sobre uno similar de una calidad de fabricación similar o comparable. El comenzar con un gong de 38 pulgadas (96 centímetros), y usado en gama media de su volumen producirá un muro de intensidad de sonido que podrá envolver todo el cuerpo. Incluso un gong de 22 pulgadas (56 centímetros) puede producir un campo de presión sónica que la mano puede sentir hasta dos pies de distancia.

Tipos de Gong

Usted podrá adquirir un gong plano o con domo. Esto son también conocidos, respectivamente, como sinfónico y o afinado.

Los gongs planos o sinfónicos tienen una estructura de sonido armónica y universal. Todos los sonidos del espectro se unifican para producir un tono característico universal y un volumen dinámico – una sinfonía de sonidos. Las vibraciones del gong fluyen libremente de un extremo a otro para producir un sobre tono especialmente intenso. El carácter del sonido de los gongs sinfónicos es influido por la ubicación del golpe del mazo. Al variar los puntos del golpe, usted podrá producir mezclas de sonido altos y bajos.

Los gongs afinados o sintonizados lo están para tonos definitivos por lo que podrán ser tocados con otros instrumentos agudos. Su sonido se centra en el área media relacionada. El domo elevado en el medio actúa como una barrera a medida que las reverberaciones no fluyen libremente de un extremo al otro. El tono fundamental se intensifica, pero a costa del color del sonido. Al ser golpeado en el centro, un gong sintonizado produce un tono fuerte y concentrado que lleva al auditor hacia el "centro". Con tamaños que fluctúan entre las 6 y 36 pulgadas, los gongs sintonizados están o son, a veces, combinados en conjuntos por lo que se pueden producir tonos en concordancia con las necesidades de la orquesta.

Además, están los accent gongs que son frecuentemente usados en producciones musicales. Su tamaño fluctúa entre las 7 y 22 pulgadas y producen un sonido agresivo y vivaz.

Los usuarios novatos debieran comenzar con un gong sinfónico dado que proporciona la mayor versatilidad con su amplio espectro de sonidos. Mientras otros tipos de gongs son usados en configuraciones terapéuticas y pueden ser agregados posteriormente por usuarios expertos, un buen gong sinfónico es el instrumento básico para el yoga, meditación y terapia.

Tenga presente que los gongs de estilo Chino, que son más económicos que los gongs sinfónicos con rebordes torneados, no producen la misma calidad de sonido.

Mazos

El sonido producido por el gong también depende del mazo. Idealmente, los mazos fabricados específicamente para usar con gongs son los mejores. Un percusionista experto afirma un mazo de bombo para golpear un gong es también tan apropiado como golpear un tambor con una pluma. El mejor mazo de gong tiene un núcleo y eje de metal con un envoltorio de lana y fieltro alrededor del cabezal para producir una sonoridad superior.

Los gongs de diferentes tamaños exigen disponer de mazos de diferentes pesos; mientras más grande sea el gong más pesado deberá ser el mazo. Algunos usuarios de gongs emplean una gama de mazos para producir una variedad de sonidos. Por ejemplo, un mazo de madera solida es usado frecuentemente para producir un sobre tono único mediante el golpear rápido y parejo del borde exterior del gong. Un par de mazos de silicona, que es más blanda, pueden ser usados para producir un trémolo sobre toda la superficie del gong.

Los mazos de gong tienen cabezales duros o blandos, dependiendo de su envoltura o relleno. Los cabezales cubiertos de piel de oveja son los preferidos para yoga y meditación pero los cabezales de fieltro duro (e incluso los de madera), también podrán ser usados efectivamente. El usar diversos recubrimientos de cabezal o usando un mazo más pequeño junto con un mazo de mayor tamaño pueden producir una gama de sonidos interesante.

Los usuarios de gong habituales también experimentan con materiales diversos para lograr efectos especiales (incluyendo objetos metálicos o las manos desnudas), si bien se debe tener cuidado de no dañar la superficie del gong. Inicialmente es mejor comprar un mazo recomendado para el tamaño de vuestro gong, hasta que usted adquiera experiencia. Para sesiones de larga duración, un mazo que sea de uno o dos tamaños menor a la recomendación estándar le agregará versatilidad al sonido y será refrescante escuchar.

Soportes de Gongs

El gong debiera ser colgado de un soporte estable con un cordón hecho de tripa para así minimizar la transferencia de vibraciones al soporte. La soga ordinaria tiende a amortiguar el verdadero sonido de llamada. El cordón de tripa debiera ser examinado periódicamente, buscando signos de desgaste y deberá ser reemplazado cada vez que sea necesario. En ocasiones, cuando comienza a desgastarse alrededor del nudo, el gong comienza a chirriar cuando se balancea en el soporte y el cordón debe ser reemplazado.

Durante una sesión prolongada de uso, el movimiento de balanceo del gong podría dañar el área del cordón de tripa anudado en el orificio del gong, haciendo que el gong caiga al suelo. Por esta razón (y también debido a la ocasional inestabilidad de un gong de gran tamaño), cerciórese de que los auditores mantengan una distancia segura del gong en caso de que éste caiga al suelo. Además, asegúrese de que haya un soporte de gong en posición vertical cuando se use sobre pisos de madera o lisos, el que deberá estar colocado sobre una estera o anclado al piso para que no pueda deslizarse.

En todos los años en que he usado el gong, he tenido dos caídas; una vez cuando un gran soporte fue colocado inadecuadamente sobre ruedecillas de goma por el dueño de un estudio para que el piso no se rayase, lo que causó que las piernas se separasen y colapsaran; y otra vez cuando un gong que se balanceaba dañó el nudo del cable y cayó a centímetros de una persona en profunda relajación (quién levantó suavemente sus pies mientras mantenía los ojos cerrados).

El gong también debe ser colgado de manera tal que pueda balancearse libremente en toda dirección sin tocar el soporte o el muro detrás de él.

Idealmente, los soportes de los gongs deberían estar hechos de barras de hierro solido (en contrario de barras huecas of cañerías plásticas). Los soportes de gongs hechos en fábrica están disponibles en muchos estilos:

- Colgadores de Pared: Son mejores para uso decorativo cuando el gong es usado primordialmente para señalización o anuncios. Son adecuados para gongs con un diámetro menor a las 20 pulgadas.

- Pedestales de Piso: Para usar el gong en una posición sentado. Esto permite un espacio de "balanceo" de 3 a 5 pulgadas alrededor del gong colgante. Son apropiados para gongs con un diámetro que no exceda las 32 pulgadas.

- Pedestales Redondos: Ideales para usar el gong en una posición de pie. Estos pedestales permiten un "balanceo mas ancho que los pedestales de pie. Son ideales para gongs con un diámetro de hasta 40 pulgadas.

- Pedestales Cuadrados: Ideales para usar el gong en una posición de pie. Estos pedestales pueden ser ajustados hacia arriba o hacia abajo para acomodar la estatura del ejecutante. Son ideales para gongs con un diámetro de hasta 50 pulgadas.

- Pedestales de Marco Vertical: Son ideales para gongs con un diámetro mayor de 50 pulgadas. El gong es suspendido desde barra horizontal conectada a dos marcos triangulares verticales para lograr un apoyo máximo.

- Soportes Determinados: ideales para usar numerosos gongs. Similares a un soporte cuadrado junto con dos o más barras horizontales, lo que permite que numerosos gongs sean colgados uno junto a otro. Son ideales para uso en ambientes de orquesta y terapéutico en donde se necesita más de un gong para producir un efecto deseado.

Limpiar el Gong

El gong debe ser limpiado periódicamente para remover el polvo y la suciedad que amortiguan sus vibraciones naturales. Use un agente de limpieza no granulado, no ácido y que no contenga amoniaco. Idealmente, usted puede usar una solución de limpieza especial hecha especialmente para platillos dado que tienen superficies similares a los gongs.

Aplique el agente de limpieza a una tela sin color y que sea blanda. Frote el gong aplicando una presión suave y en dirección del cepillado (si lo hubiese). Retire cualquier remanente del agente limpiador mediante una tela seca. Recuerde que una limpieza enérgica puede alterar el tono del gong en forma más permanente que la acumulación de aceites o suciedad.

Desde fábrica, muchos gongs tienen una capa de cera protectora que los protege de la oxidación y acumulación de suciedad. Después de limpiezas sucesivas, esta capa de cera protectora es removida gradualmente y necesita ser reemplazada. Es posible que usted desee usar varios productos disponibles en el mercado y que son fabricados también para proteger las superficies de platillos. Si no están disponibles, use una cera limpiante adecuada para la protección de superficies de madera. Nuevamente, siempre use un paño suave y sin color; aplique la cera al gong y frótelo suavemente en dirección de su cepillado.

Algunos usuarios de gongs afirman que la juiciosa aplicación de aceites esenciales naturales (tales como lavanda, rosa o sándalo) al ser frotados sobre la superficie del gong pueden mejorar la calidad energética del sonido y "despejar" la energía de cualquier uso equivocado del gong por parte de usuarios inexpertos. Una de las sensaciones que más se disfruta es el sentarse cerca de un gong que está siendo ejecutado y ser envuelto tanto por las ondas del sonido perceptible como por el aroma a sándalo mientras el instrumento se balancea hacia adelante y hacia atrás.

El Transporte y Manipulación del Gong

Incluso una pequeña astilla o abolladura puede afectar adversamente el sonido natural del gong. Un gong astillado es imposible de reparar. Los gongs solo pueden ser resintonizados en fábrica. Observe las siguientes precauciones al montar, manipular o transportar un gong:

- Los gongs nunca deben colocados sobre sus bordes. Podría caerse y su borde dañarse.

- Al ser transportados o almacenados, los gongs siempre deben ser colocados boca abajo y con su borde hacia arriba. Se debe cuidar que ningún tipo de objeto debe colocarse sobre el gong, y éste no debe quedar expuesto a presión alguna.

- Al ser transportados o almacenados, los gongs deben cubiertos con espuma plástica o frazadas a fin de proteger sus superficies de cualquier rasguño o golpe.

- Los gongs deben ser colgados en forma segura desde un pedestal estable con suficiente espacio de balanceo y alejado de muros y otros objetos.

- Los gongs solo deben ser golpeados con los mazos apropiados que no sean ni tan duros ni tan afilados. Mientras otros materiales han sido usados para golpear un gong a fin de producir un efecto especial (incluyendo las manos, mazo triangular, palos de timbales y platillos), se debe ser cuidadoso en evitar desafinar o dañando el gong.

Maletas especiales para transportar gongs pueden ser adquiridos a los fabricantes. Los gongs más pequeños (de 22 pulgadas o menos) pueden ser transportados en las maletas estándar de platillos. De lo contrario, una caja de cartón resistente o madera pueden ser empleados para transportar el o los gongs.

ACERCA DEL AUTOR

Mehtab Benton es el creador de Gong Yoga ™ y autor de "Gong Yoga: Healing and Enlightenment Through Sound", publicado en ocho ediciones y traducciones internacionales. Su libro "Teaching Gong Yoga" es el primer libro sobre el uso de prácticas de yoga con el gong, y su curso en DVD "How to Play the Gong" es un video de gran venta para ejecutantes principiantes e intermedios. Su libro, "Gong Therapy", ha sido utilizado en cursos en todo el mundo por profesores de yoga, sanadores de sonido y terapeutas.

Es el fundador de la Asociación Internacional de Gong Yoga y ha realizado talleres y entrenamientos para estudiantes, maestros y sanadores de Gong en Europa, Australia, Asia y América del Sur.

Como practicante y profesor de Kundalini Yoga durante más de 40 años, Mehtab ha capacitado a cientos de maestros como Entrenador Principal de Maestros de Kundalini Yoga en todo Estados Unidos.

www.YogiMehtab.com

GLOSARIO

Ahata - Sonido escuchado.

Anahad - Sonido no escuchado.

Anahata Nada - El sonido no tocado, el sonido más allá del sonido.

Anamaya Kosha - Cuerpo físico.

Anandamaya Kosha - Cuerpo bendecido.

Asana - Postura de yoga.

Ataque - Momento de la producción de sonido.

Bij Mantra - Semilla o mantra primario.

Boss Gong - Gong con un centro elevado.

Breath of Fire (Respiración de Fuego) - Un pranayama de Kundalini Yoga caracterizado por una igual inhalación y exhalación rítmicas a un ritmo de 2 – 3 veces por segundo.

Ciclo de Construir y Soltar - Secuencia de golpe al gong que aumenta en intensidad antes de desaparecer.

Chakra - Centro de energía en el cuerpo sutil.

Combination Strokes (Toques Combinados) - Dos o más toques al gong ejecutados en asociación.

Combination Tones (Tonos de Combinación) - Un tono producido a partir de la integración de numerosos sonidos.

Dermatomas - Áreas de superficie de la piel que van desde la espina dorsal a través del cuerpo y conectan los distintos órganos.

Flam (Truco) - Un doble golpe del gong con los mazos casi simultáneamente.

Gong Yoga - Una integración del sonido del gong (Nada Yoga) con las secuencias de asanas, mudras, bandas, paranayams, mantras, meditación y relajación.

Gong Yoga Terapia - El uso del Gong Yoga y Yoga Nidra para crear una condición de cuerpo y mente receptiva en la cual la curación específica puede ocurrir.

Ida - El canal de energía primaria en el costado izquierdo del cuerpo sutil y que lleva la energía lunar a través de los chakras.

Idiófonos - Instrumentos musicales que producen un sonido cuando son rasgados, frotados o golpeados sin la intervención de otros materiales y en donde la substancia sonora es su propia fuente de vibración (por ejemplo en un gong).

Koshas - Las capas de la existencia.

Kriya - Una secuencia establecida de asanas, paranayamas, mudras y meditaciones para producir un efecto específico.

Kundalini Energy (Energía Kundalini) - La energía evolutiva de la transformación.

Kundalini Yoga - Yoga de la conciencia, caracterizada por el sistema de chakras y, como lo enseña Yogi Bhayan, con un énfasis de la corriente de sonido.

Laya Yoga - El yoga de absorción y fusionado, a menudo a través de una corriente de sonido.

Manamaya Kosha - El cuerpo emocional.

Mantra - Energía sagrada incluida dentro de una estructura de sonido.

Muffle (Apagado) - Detención del gong y amortiguación del sonido mediante la sujeción del mazo contra su superficie.

Nada Yoga - El yoga del sonido y la música.

Nadis - Los canales de energía del cuerpo sutil que transportan el prana.

Penúltimo Toque - El toque anterior al último que finaliza una sesión de uso del gong.

Pingala - El canal de energía primaria en el costado derecho del cuerpo sutil que transporta la energía solar a través de las chakras.

Prana - Fuerza de vida vital, energía universal.

Pranamaya Kosha - El cuerpo pránico o aliento.

Pranayama - El cultivo, conservación y control del prana a través de técnicas de yoga, a menudo asociadas con la regulación de la respiración.

Punto de Percusión - Un punto de percusión específico del área de ejecución del gong.

Redoble (Roll) - Una ejecución rápida en la superficie del gong con dos mazos al mismo tiempo.

Samskaras - Fuerzas kármicas del pasado, usualmente ocultas y que están detrás muchas de nuestras acciones y condiciones.

Sandhya - El espacio entre sonidos.

Shunya - Un punto cero o nada, en donde se puede acceder a la verdad interna y en que surgen las visiones espontáneamente.

Slur (Deslizamiento) - Dos o más golpes en puntos de percusión distintos efectuados como un solo golpe.

Sound Envelope (Envoltura del Sonido) - El sonido producido por un instrumento musical después del ataque inicial.-

Subtle Body (Cuerpo Sutil) - El cuerpo de energía compuesto del pranamaya kosha, el manamaya kosha y el vijnanamaya kosha.

Sushumna - El canal de energía central del cuerpo sutil, en conjunto con los chakras que residen y que transportan la Energía Kundalini.

Sweet Spot (Punto Dulce) - El área de toque del gong y que produce el sonido más rico y natural al ser percutido.

Symphonic Gong (Sinfónico) - Un gong con un reborde torneado especialmente sintonizado para producir un sonido rico al ser tocado.

Thunderbolt Strike (Toque de Trueno) - Un golpe directo y poderoso del mazo.

Tie (Ligazón) - Dos o más golpes en el mismo punto de percusión y efectuados como un golpe único.

Ultimate Strike (Último Toque) - El golpe final del mazo durante una sesión de uso del gong y que indica el final de tal sesión.

Vijnanamaya Kosha - El cuerpo del conocimiento.

Yoga Nidra - El sueño del yogui, caracterizado por la plena percepción y conocimiento mientras se está en un estado de profunda relajación.

****

Entrenamientos y Talleres

El autor está disponible para talleres y clases de Gong Yoga, así como entrenamientos que conducen a la certificación como Practicante de Gong Yoga.

Entrenamientos incluyen:

Cómo tocar el gong: Conceptos básicos
Cómo tocar el gong: Técnicas avanzadas
Enseñanza de clases de gong yoga
Terapia de yoga gong
Kundalini Yoga y el Gong
Terapia de Chakra Yoga y el Gong
Conciertos Gong

Clases privadas e instrucción también están disponibles.

Para obtener información, comuníquese con el autor a
info@yogimehtab.com

Venta al por mayor de pedidos de libros

Se pueden pedir copias adicionales de este libro para su estudio de yoga y entrenamientos a través de Bookshelf Press.

Por favor visite www.yogimehtab.com

Terapia de Gong

Sanación de Sonido y Yoga

Mehtab Benton

Terapia de Gong : Sanación de Sonido y Yoga es un libro completo sobre el uso del gong y las prácticas del yoga para crear un ambiente terapéutico y una experiencia transformadora para la excelencia física, mental y espiritual.

Escrito para sanadores de sonido, maestros de yoga, practicantes de gong y terapeutas, este libro le brinda las herramientas y la información para realizar sesiones privadas uno a uno, así como pautas para usar el gong como instrumento terapéutico en un entorno grupal.

Terapia de Gong: Sanación de Sonido y Yoga incluye estos temas:

- La base de la sanación del sonido y la terapia de yoga
- Cómo estructurar una sesión de terapia de gong
- Cómo tocar el gong terapéuticamente
- Preparación del entorno de la terapia de gong
- Evaluación del cliente y desarrollo de una sesión de terapia
- Consideraciones para seleccionar y usar gongs
- Uso terapéutico de mudras, mantras y pranayamas
- Meditación guiada y relajación para la terapia de gong
- Terapia de gong para grupos
- Uso de la terapia de gong con otras modalidades curativas
- La terapia de gong como profesión

www.yogimehtab.com

Enseñando Gong Yoga

Mehtab Benton

Enseñando Gong Yoga es el primer libro completo sobre el uso del sonido del Gong para mejorar las prácticas de Yoga, incluyendo asanas, pranayama, mantra, meditación y relajación.

Los practicantes de gong, los sanadores de sonido, los maestros de yoga y los estudiantes de todas las tradiciones aprenderán cómo se puede usar el gong en todo tipo de yoga, incluyendo:

Kundalini Yoga • Hatha Yoga • Vinyasa Flow Yoga • Ashtanga Yoga
Yoga Restaurativo • Yoga Prenatal

Aprenderá la teoría y la práctica para:

Construir y enseñar clases de Gong Yoga
Tocar el Gong para los chakras
Practicar meditación con el Gong
Usar mapas de gong para desarrollar tus técnicas de ejecución
Crear una profunda relajación y curación a través del Gong

Completamente ilustrado con casi 100 dibujos y 23 tablas de información sobre estos y otros temas:
- Secuencias de Asanas con el Gong
- Sonido, Prana y los Cinco Tattvas
- Tocando el Gong para los Chakras
- Prácticas de Pranayama y el Gong
- El gong, los Mantras y los Sonidos Internos
- Mudras y Meditación de Gong
- El Gong y el Yoga Nidra
- Además de prácticas especiales de yoga para profesores y estudiantes de gong

www.yogimehtab.com

Entrenamiento de Gong en línea

Este curso en línea es un curso completo de certificación sobre cómo tocar el gong donde los estudiantes aprenderán técnicas de gong básicas e intermedias.
No se requiere experiencia musical o de gong previa y el curso es adecuado tanto para principiantes como para aquellos que desean enseñar a otros como tocar el gong.

En este curso de capacitación aprenderá:

Técnicas para toques de mazo individuales y combinados
Los efectos de tocar diferentes áreas y puntos de percusión del gong
Cómo crear una experiencia completa de sonido con ritmo, volumen y patrones de reproducción
Cómo construir secuencias de ejecución para crear una sesión de gong
Cómo seleccionar y cuidar tu gong
El papel de la intuición y la meditación en el gong
El uso del gong en yoga y curación.

¡Inscríbase hoy!

www.gongtraining.com